シリーズ ケアをひらく

あらゆることは今起こる

柴崎友香

医学書院

プロローグ――並行世界

小学校一年生のときだったと思う。

音楽の授業で、音楽室ではなく普段の教室だった、というのは今私の脳の中で浮かぶ画像がそうだからなのだが、ほんとうにそうだったかはわからない。

授業が始まってすぐに先生が、はい、今日はなにをやるか、みんなわかってるなー？　と聞いた。背が低かった私はいちばん前の席で頷き、曲名を大きな声で言った。教室中のみんなもいっせいに曲名を叫んだ。

私だけ、違う曲名を叫んでいた。

幸いその声は、みんなの元気いっぱいの声にかき消され、周りには気づかれなかった。

先生は、はい、じゃあみんなで歌いまーす！　と言い、みんなも、はーい、と返事した。

私はなにが起こったのかと、周りを見回しつつ、全然知らないその歌に適当に合わせて歌っているふりをした。歌っているように見せつつ、内心はとても混乱していた。

どうしよう。

みんなが別の人に入れ替わったのかも。

私が別の世界に来てしまったのかも。

授業は何事もなく終わり、その日の学校も何事もなく、次の日からもなにも変わらずに続いていった。

私には、そういうことがときどき起こった。

自分だけが突然違う世界に来てしまったのか、周りの人が急に私の知らないことを言い出したのか、よくわからないまま、なぜかそれを人に知られてはいけないと思って、ばれないように話を合わせ、何事もないようにふるまった。

小学生の私は、世の中にはそのような事態がときどき起こることを知っていた。『ウルトラセブン』に「あなたはだぁれ?」という話がある。ごく平凡なサラリーマンが酔っぱらって夜遅くに帰宅すると、団地の自宅のドアを開けた奥さんが「どちらさま?」とけげんな顔をする。息子も「どこのおじさん?」と言う。近所の人たちもおまわりさんも、誰も自分のことを知らないと言う……。マンモス団地が宇宙人に乗っ取られてそっくり入れ替わっていたという話だ。

漫画でもテレビのなにかでも、この類の話には何度か出会った。「パラレルワールド」という言葉はそのときは知らなかったが、自分だけが突然別の世界に入り込んでしまうのは起こりえることなのだとなんとなく思っていた。

いつもの時間に学校に行ったら誰もいないとか、待ち合わせたはずのところに誰も来ないとか、友達と集まったらみんなが持ってきているものを私だけ知らないとか。もっと何事が起きたのか理解できないときもあった。ともかく、みんなが知っているらしきことを自分だけ知らない、わからないのはなぜなんだろうと思っていた。

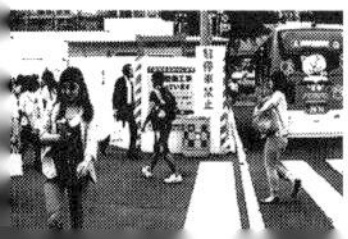

これは別の世界に移動したに違いない、とウルトラセブンの団地のおじさんみたいな気持ちで恐怖にかられて過ごしているのに、何事もなく周りの人は生活していて、そうするとまた別の世界に移動する。私はもとの世界からはだいぶん遠いところまで移動したのかなあ、と考えたりした。

中学生のときだったと思う。

テレビ版の『トワイライト・ゾーン』は、日本でも放送されていたのだったか、当時普及してきたレンタルビデオで観たのかは忘れた。何話か観た中に、ごく平凡な主人公があるときふと生活の中で違和感を抱く話があった。置いたはずの物がなくなっているとか、そんな感じの。そこは、「作っている途中の世界」だった。世界は数秒ごとに作られていて、人間はそれを知らないまま次々に世界を移動している。主人公はなにかの偶然でまだ工事中の世界の隙間に入り込んでしまい、置いたはずの物がなかったのは世界を作る工事をしている人たちのうっかりミスだった。

これや。と思った。

やっぱり世界はいくつもあって、ときどき私が変だと思うのは、工事してる人がなんか間違えたからだ。

それから三十年近く経って、時間SFのアンソロジーを読んでいたら、同じ話があった。シオドア・スタージョンの「昨日は月曜日だった」で、検索してみると中学生のときに観た『トワイライト・ゾーン』のあの話はスタージョンが脚本を書いていて、その小説版だった。

今から振り返って考えてみると、小学校の音楽の時間にみんなが突然全然知らない曲名を叫んだのは、たぶん前の時間に私が話を聞いてなかったんだと思う。大学のときも、学校に行ってみたら休講で、他の人たちに聞くと「先週言うてたやん」と言われることがよくあった。部屋で物が見当たらないのも、世界を作る工事のおじさんのミスではなく、私がどこかに置いてそれを思い出せないだけなのだろう。

それはわかる。私が聞いてなかったり間違えたり忘れたりしやすいことは、今では理由も含めてよく知っている。

だけど、「あなたはだぁれ?」や「昨日は月曜日だった」のような話がたくさんあることも、それが一定の人気を得ていることも、知っている。それはたぶん、子供のときの私が感じていたような感覚を知っている人、複数の時間や世界が並行して存在している感覚を持っている人が、私の他にもたくさんいるからに違いない。

私は今でも、並行世界を移動してきて、元いた場所からはだいぶ遠くにいる気がする。もしかしたらいつの間にか前にいたことがある世界にいるかもしれない。

私は今までに自分がいたいくつもの世界を、ずっと同時に生き続けている。

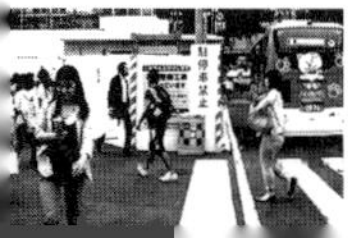

あらゆることは今起こる　目次

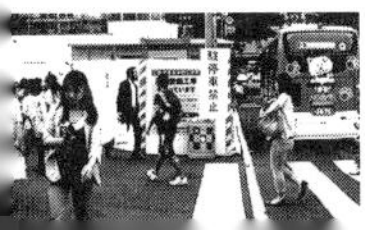

カバー写真 原美樹子
本文写真 柴崎友香
ブックデザイン 松田行正＋倉橋弘

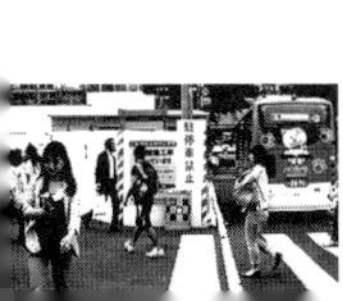

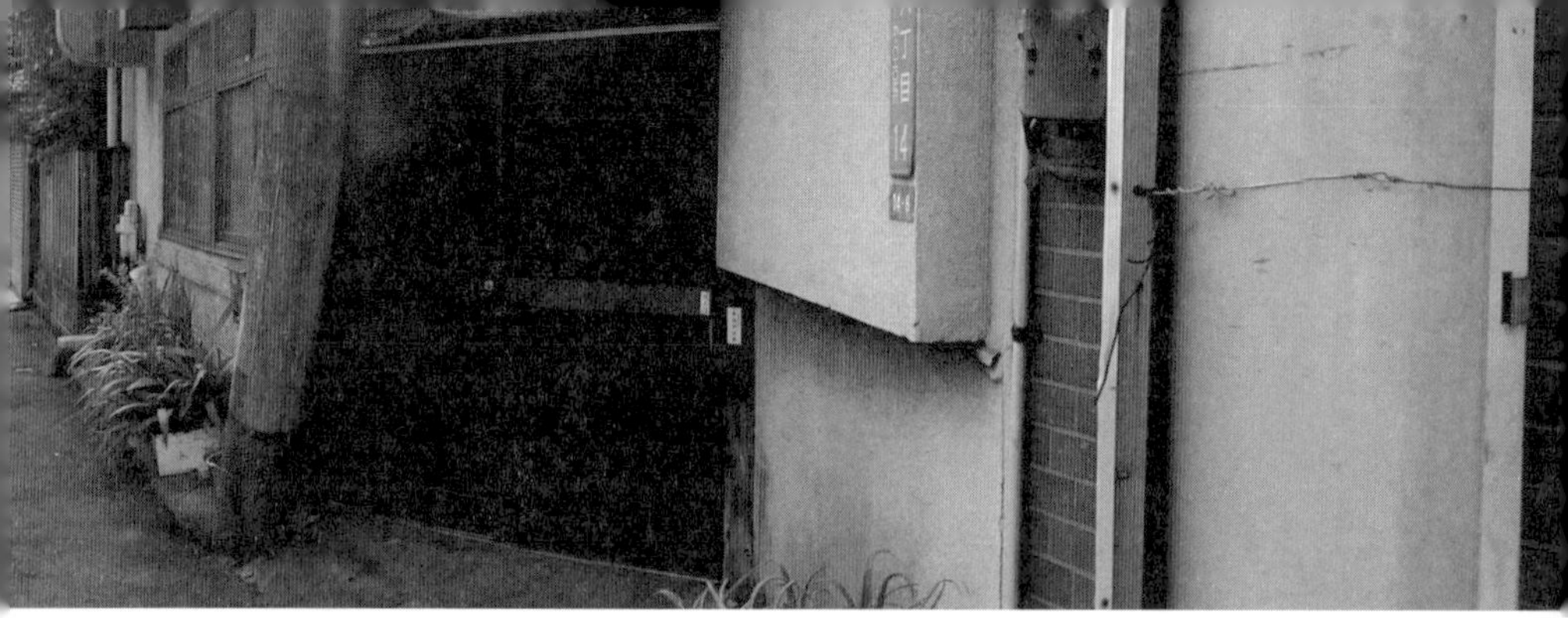

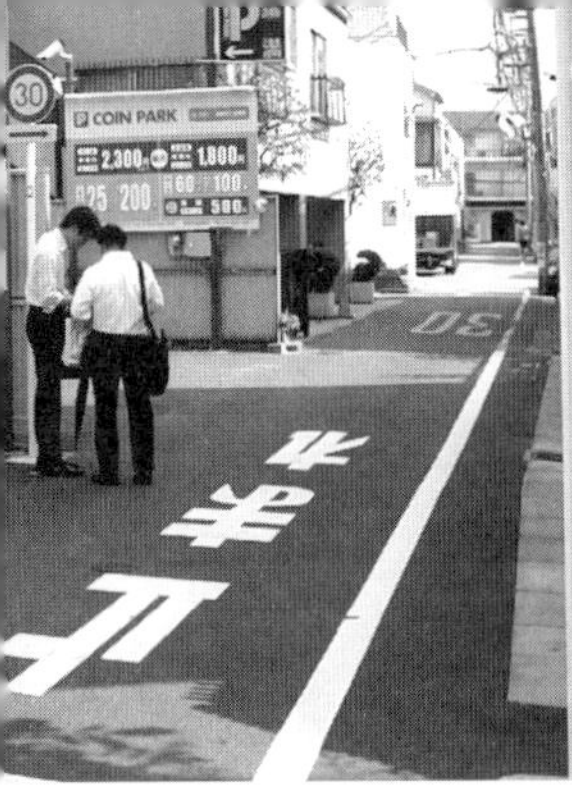

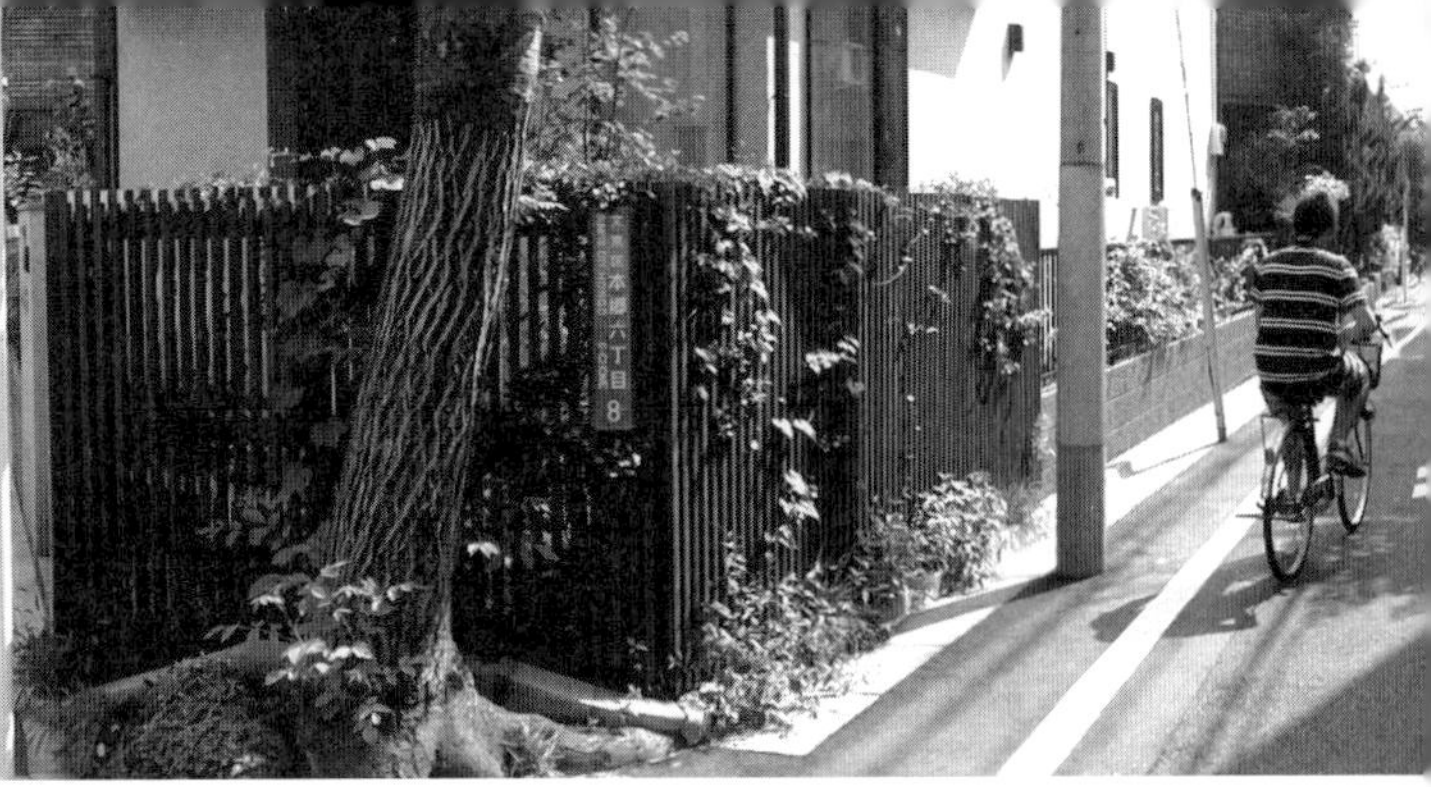

I ― 私は困っている

1／なにもしないでぼーっとしている人

発達障害は本人が困っているかどうかが問題である、とよく言われる。

進行する病とは違うし、特性や症状も人によって多様で程度もそれぞれなので、向いている仕事についていたり、その特性によって困ることが少ない環境にいたりして、困難を感じていなければそれでよいと言われる（が、困っていることを困っていると認識することは難しいし、なにをどのように困っているかを自分で把握するのはさらに難しい）。学校や仕事や生活での困難があったり、それが積み重なって精神的につらい状態になっていたりするなら、診断を受けて生活しやすくなる方法を探してみましょうということだ。

私は困っている。

困りごとが煮詰まって、睡眠障害がひどくなり、仕事でも続けて迷惑をかけてしまったため、二十年来の懸案だったＡＤＨＤの診断を思い切って受けてみることにしたのだった。

それで、なにに困っているか。

いちばん困っていることを端的に言うと、「一日にできることがとても少ない」である。

ＡＤＨＤは「注意欠如多動症」という用語が当てられ、この症状が知られ始めた時期には「小学校の教室で座っていられずに立ち歩く子」というイメージで説明されることが多かったためか、「多動」の落ち着きなく動き回る姿を思い浮かべる人が多い、と人と話していて思う。

そして世の中には「多動」で、「ADHDの有名人、偉人」の例にあげられるような、次々と思いついたことを実行してうまくいっているタイプの人もいる。

「多動」と「一日にできることがとても少ない」は相反するように見えるかもしれないが、むしろ私は「動けない」ADHDだと思う。


私が最初に自分は発達障害ではないかと思ったのは『片づけられない女たち』（サリ・ソルデン著、WAVE出版）という本がきっかけだった。家にないということは図書館でたまたま借りたと思うのだが、そこで解説されていたのはADHD（Attention-Deficit/Hyperactivity Disorder）の「H」がない「ADD」だった。それまでは私も「教室を歩き回る児童」のようなイメージをなんとなく持っていて、そちらだけが解説されていたら自分のことではないと思ったままだっただろう。

長らく「片づけられない女」として家では怒られ続け、小学校では常に忘れ物回数のトップランナーで机からカビの塊と化したパンがしょっちゅう出てくるし、事務職で勤めた会社でも書類を何十分も探し回っていた。「女たち」というタイトルによって自分だけではないのだと思ったし、「不注意」の特性を持つ人がいることを知ることができた。そこに書かれていたのは、まさに自分の日常生活で、明らかに「私のこと！」だった。

「ADD」という用語は今はあまり使われないようだが、ADHDにしてもASD（Autism Spectrum Disorder 自閉スペクトラム症）にしても長らく男子がほとんどで女児には少ないと見なされていたのが、近年は症状の現れ方が違ったり、社会的な役割の期待などによって女児は周囲の

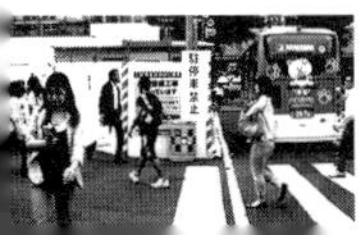

人や規範にある程度合わせているので目立たなくて見過ごされてきたことがわかってきた。この数年の間にも女性の当事者がＡＳＤについて書いた優れた本が続けて出ているし、日本ではなんといっても漫画の形で経験を語る本がいくつも出ている。

それで、なぜ一日にできることがすごく少ないのか。

「多動」は頭の中で起きているのだった。ＡＤＨＤの症状に効果があるとされる薬を飲んだ人が「普通の人の頭の中ってこんなに静かだったんだ！」と感動したエピソードがインタビューで語られていたり、実際私の周囲でもそう言う人がいたが、私の場合はそのような効果はあまりなかった。だからその「頭の中が静か」な「普通」の状態がわからず、自分の頭の中のごちゃごちゃと喋り続けている状態が人よりも多動なのか、どれくらい多動なのかはわからない。

とりあえず、常に複数の考えがランダムに流れ続けているし、なにか外からの刺激があるとさらに次々に思い浮かぶ。それは必ずしも言葉や文章になっているわけではなく、身体感覚そのものだったりもする（あのときのあの暑さ、とか）。

「焦ったときによくわからないことをやらかす」も困っていることの上位だが、そのときに起きることがまさに「頭の中が多動で動けない」だ。

遅刻はＡＤＨＤの典型エピソードとしてあげられる。私も三回に二回は、予定した「家を出る」「電車に乗る」「乗り換える」時間に少しずつ遅れていき、だいたい焦っている。

ＡＤＨＤの診断を受けてひと月後くらいのこと。

ある場所に向かうときに地下鉄を乗り間違えた。東京の電車は地下鉄と他社路線の相互乗り入れが多いし、各停と快速と区間急行と急行と特急と……、ともかく難易度が高く、このときは乗り換えるつもりの駅には停まらない電車に乗ってしまったのだった。

降りるはずの駅を通過したとき、頭には次々と選択肢が浮かんだ。次に停まる駅で引き返して乗り換える、別の経路Aで乗り換える、別の経路Bで乗り換える、次に停まる駅で地上に出てタクシーに乗る、引き返した駅で地上に出てタクシーに乗る、相手に電話する、相手に時間を変えてもらう（それは無理）……。なまじ地図も路線図も好きで頭に入っている分、いろんな経路が浮かんでしまう。グーグルマップで検索し（これはこれでさらに選択肢が増える可能性がある）、とりあえず次の駅で降りて引き返すことにした。

引き返して乗り換える駅で改札まで来て、また「乗り換える」「タクシー」が浮かび、その場で動けなくなってしまった。え、この間にも刻々と時間が経って行くねんからとにかくどっちかに決めて動かないと！　と頭の中で私が言い、今までにタクシーがなかなか拾えずに大幅に遅れた場面が鮮明に次々と浮かび（ニューヨークで乗車拒否されたときはつらかった！　何十台も通り過ぎたあとやっと乗せてくれたインド人の運転手さんありがとう！）、いや、でもこの乗り換える線も急行と各停があって行き先は各停しか停まらなくてそれが本数少ないし、わー、これがまさに私の脳内多動や！　そしてだいたい間違った選択肢を選ぶんや！　今度病院に行ったら先生に報告しよう！　ていうかエッセイに書こう！　とほぼ同時に考えている私は、外から見れば「改札の前でぼーっと突っ立っている人」である。もちろん、無表情だ。漫画のように汗マークが飛んだり、ドラマみたいに表情や動作に大きく表れたりはしないのだ。

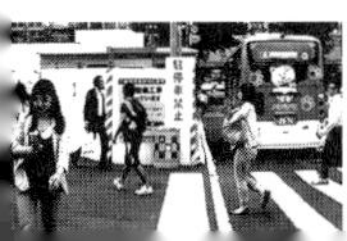

しかもこの「ぼーっと突っ立っている」「無表情」は人からは「落ち着いている」と見えることもあるらしく、「柴崎さんていつも落ち着いてますよね」「焦ったり動揺したりしないでしょう」などとよく言われる。内面はこんなにも大混乱なのに。そして焦れば焦るほど間違った選択をしてしまう。「落ち着いている」と思っていた人は私の突飛な行動や場違いな発言などに驚いたり不審に感じるかもしれない。

この行き先には一か月に一回通っており、数か月後にまったく同じ状況に陥った。一回目は地下鉄に乗り換え、二回目はタクシーに乗ったが、どちらも同じくらい大幅に遅刻した。

日々の生活の中で、なにをするときも頭の中には同時にいろんなことが次々と浮かぶ。片づけなければいけない洋服の山を前にして、あ、あれクリーニングに出さなあかんのやった、クリーニング屋さんのカードどこいったんやっけ、あのへん（画像が浮かぶ）で見た気がする、あのへんの引き出しも片づけな、あ、こないだ見たあの服やっぱりほしいな、買う前に片づけなあかんっちゅうねん、さらに、既製服のサイズ問題についてエッセイに書くことを考え始め、片づけたあとになにをする予定だったか考え始め、それとは無関係に昨日会った人との会話が再生され、その人と別の日に会った日の他の人との会話が再生され、このように言語化されないこともあれこれと浮かんでおり、これを片づけるには先にあれをどかさなければ、という地点にループし続け、思いついたあれもこれもが洗濯機のように回り、身体は一歩も動けないまま時間が経って、そして洋服の山も片づかない。

さらに問題は、これもやはり外から見れば「なにもしないでぼーっとしている人」であり、確かに「なにもしていない」のであるが、めちゃくちゃ疲れることだ。

行動としてはなにもしていないのに、脳は思い浮かんだことの分、働いており、なんかわからんけど疲れた、だけが残る。

なにかしようとしたときだけでなく、ちょっとスーパーに買い物に行っても、用事で出かけて電車に乗っただけでも、常にこの状態が頭の中で発生し、私の場合、それが収まるまでに時間がかかる。電車で出かけて帰ってきたらその日はもうなにもできないことが多いし、スーパーに食材を買いに行って、そこから仕事なり読書なりができる状態になるには一時間はかかってしまう。

たくさんの人に会ったり、イベントで対談したりした場合には、翌日も一日中頭に言葉が流れ続けてうるさいし疲れ切っているしで、なにもできない。締め切りで（というか締め切りを過ぎて）原稿を書き上げた日も、次の日はなにもできない。

なにもできない、ってなんやろ、と今書いていて思った。

外から見ると私はぼーっとしてなにもしていない人だし、自分自身も、今日もなんもできひんかった……、と思っている。昨日も今日もなんもできひんかった。それでも、日々生活しており、それではなにもしていない私の生活ってなんなんやろうか。

「なにもしていない」私は、しかし疲れていて、一日に何回も寝ていた。外を歩いていて眠た

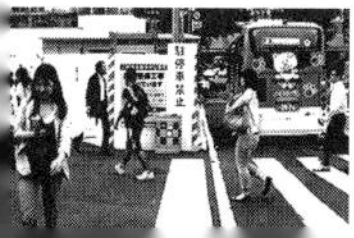

くて意識を失いそうになり、喫茶店に入って座ったまま寝るか、日曜の新宿なんかでどこも入れないときは電車かバスに乗って寝た。

昼寝は一度寝ると一時間は起きないし、出かけて帰ってきたら必ず寝る。映画館も着いたら寝てしまうので、それまでに体力をなるべく使わないように映画を見る前に極力用事を作らず労力も使わないように予定を立てるが、駅から遠い（徒歩十分ぐらいの）映画館だと映画の半分以上を寝てしまうこともよくあった。

というわけで、私の困っていることは、一日にできることがすごく少ないことであり、それによって仕事は締め切りに間に合うことがほとんどないし、メールを返すとか請求書を送るとかが滞りがちで、とりあえず仕事だけはなんとかと思うために生活に手が回らず部屋はものに埋もれていて行きたかった展覧会も映画も気づいたらどれもこれも終わっていて人と約束ができず、ここにはとても書ききれないくらい「できない」「できてない」が毎日毎日積み上がっていくことだ。

ここでちょっと一言

ここで書くことは、私がＡＤＨＤと呼ばれる脳の特性があるとの診断を通じてとらえたり考えたりした私自身の感覚だったり認識だったり今までの経験です。

発達障害やＡＤＨＤと診断がついたりその要素がある人でも、特性も表れ方も、困っていることも困っていないことも、すごく多様です。私と似たところがあるからＡＤＨＤとは限らないし、全然違うからＡＤＨＤではないわけではないです。私の困りごとはＡＤＨＤ要素に他の要因が関係しあったうえに個人的な経験が積み重なって表れているもので、「これがＡＤＨＤ」とまとめられるものではありません。病院での診断の経過、医師や心理士との会話もあくまで私の解釈です。

そもそも発達障害やＡＤＨＤと名づけたり診断を受けたりすることってどういうことなんやろう、なんで私は診断を受けてみたかったり、ずっと困っていることがあったんやろう、と、じっくり考えてみなければ次に進めない、と思い立つとそれが気になって仕方なくなり、この本を書くことになりました。二十五年ほど小説家の仕事をしていますが、あまり経験のない書き下ろしの本ということで、締め切りがないと書けないタイプなので、ともかく書けることから書いていくことにしました。話が行ったり来たり脱線したり別のことを思いついたりしますが、それも私の特性がよく出てるかなということで、脱線と余談が多めの文章になっています。

この本の編集者である白石正明さんから、原稿を書いている時期に『精神看護』誌に連載されていた高野秀行さんのコンサータ体験記を読ませてもらっていたので、ときどき高野さんの話が出てきます。あちこちに注意が移ろいながら進んでいくスタイルです。

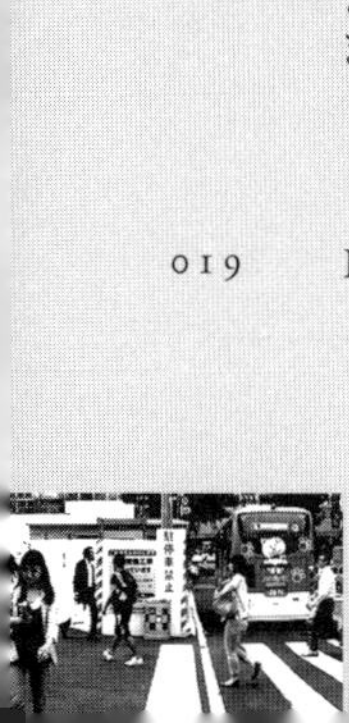

2／グレーゾーンと地図

発達障害の診断を受けたのは二〇二一年の九月。『片づけられない女たち』を読んだのがいつとははっきりわからないが、刊行が二〇〇〇年五月で、それから間もない時期だったから二〇〇一年か二〇〇二年ごろだとすると、自分はＡＤＤに違いないと思ってから約二十年が経過したことになる。

『片づけられない女たち』を読んだあと、同じ図書館で「大人の発達障害」に関する本を何冊か借りて読んだ。この数年で急激に「大人の発達障害」に関する本や情報、診察できる病院も増え、さらには「流行り」と揶揄《やゆ》的に言われたりするほどあちこちで言葉を見聞きするようになったが、そのときに読んだ本にはどれも、東京にしか診断してくれる病院はなく、数少ないその病院は予約が殺到、数か月待ちが当たり前、とあった。

インターネットの情報もまだ充実していない時代で、よくわからない東京の病院を調べてプラチナチケット並の争奪戦を勝ち抜いて数か月先の予約を取りそのために大阪から東京に行く→私には無理、となった。「できない」が積み重なってきた経験から、競争率が高いものは一瞬であきらめる思考回路ができあがっている。

ＡＤＨＤの人にとっては、まず診察を受けに行くことのハードルが高すぎる。

私が診断を受けた話を聞いて診察に行きＡＤＨＤと診断された友人のＫさんは、その前にも予約したことがあるが気がついたらその日を過ぎていてそれ以降診断を受けることをあきらめていた、とのことだった。自身の診断経験をエッセイまんが『なおりはしないが、ましになる』（小学館）に描いているカレー沢薫さんも、診察を受けたのは編集者が調べて予約したからであり、その病院が東京だったので中国地方から飛行機で通ったそうだ。

それに、私はそれなりに生活はなんとかできており、おそらく適性を生かせる職業にもついていて、診断がおりるほどではないのではないか、と考えていた。徐々に大人の発達障害に関する本や情報が増え、それを参考に改善できることも多々ある。そのうちに今度は、チェックリストだけのいい加減な診察ですぐに薬を出す医者がいるだとか、なんでもかんでも発達障害にするのは本人の問題だとか、診断を受けることが不安になるような言葉が飛び交い始めた。それでかえってどこに行けばいいのかわからなくなって、時間が過ぎていった（情報が入りすぎて固まってしまうのは私の特性である）。

コロナ禍で人に会わない状態が続いたことは、診断を受ける決断に至った理由の一つだ。人に会って話すのが疲れるのも事実だが、人と話さなければ話さないで思い浮かぶことが頭の中にどんどん溜まっていき堂々めぐりになって悪い想像しか出てこなくなる。

ＡＤＨＤ的な要素が絡むことで仕事で迷惑をかけてしまうことや、仕事に関して過度の偏ったプレッシャーを感じてしまって眠れなくなった。そこに自宅台所の換気扇に鳩が巣を作りかけて夜明けとともに鳩との攻防が続き、睡眠障害が悪化。なんとかしなければと強迫性障害や発達障害の本を何冊も読んでいたところ、そのうちの一冊に載っていた病院が、自宅から行きやすい場所だった。ここなら私も行けるかもしれない。遠くの乗り換えが難しいなど辿り着く

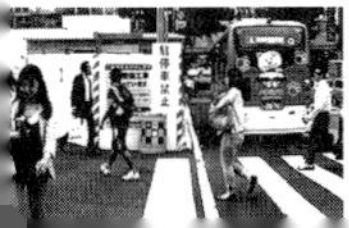

までに少しでもハードルが高い病院だと、通えなくなる確率が高い。立地は重要な条件だ。

そこからも紆余曲折あり何度かあきらめかけたのだが思い切って、数か月後に検査に辿り着くことができた。

◐

二十年間、自分にＡＤＨＤ的な要素があるのは確実だと思っていた。さらにはＡＳＤ要素も多少はあるとも思うが、それほど強い症状ではなく、自分ができないことや今までにやってきたことを「障害」のせいにしたいのではないか、という気持ちが消えなかった。

これは検査を受けているあいだにも何度も考えた。自分は診断が出てほしいと思っている、それは今までの自分の失敗やかけた迷惑や欠点に理由をつけようとしているだけではないのか。同じような悩みを持っている発達障害やその傾向のある人は多いのではないかと思う。

いくつものテストや検査や面談を経て、最後に「ＡＤＨＤですね」と言われたあと、実感は想像していたのとかなり違った。

それまでは「診断がおりる」という境界線があって、自分がそのどっち側に位置するのかと少なからずとらえていた。あるいは、この数年「大人の発達障害」が取り上げられることが増えるにつれてよく言われるようになった「グレーゾーン」の、どの「濃さ」に位置するのか。

「グレーゾーン」と聞いたときにたいていの人がイメージするのは、左下から右上に向かって斜めの線が引かれていて、左が「健常発達」百パーセント、右が「発達障害」百パーセント、線の下半分が白からだんだん濃くなる灰色のグラデーションで、たとえば七十パーセントからの濃いグレーが「発達障害」、五十〜七十パーセントの中間の灰色が「グレーゾーン」という感じではないだろうか。実際にそのような図が示されていることも多い。

私も最後の診断の一言の直前までは、その線のどちら側かになるか、グレーなら何パーセントかを気にしている状態だった。しかし「ＡＤＨＤである」ということになってみると、それまでに受けた何種類ものテストや検査の経験が相互につながって、診断は「境界線のどちら側か」でも「何パーセントのグレーか」を決めるものでもないと思った。

今の私のイメージとしては、検査と診断を受けることは「地図」を作ることに近い。等高線のある山の地図が説明しやすいイメージだろうか。

山や谷や丘陵や川のある地形は、それぞれに違う。このへんに高い山や急な斜面があり、こっちにはなだらかな丘、川は蛇行していてカーブの外側は深く、内側には川原がある。私はその地形のある地点にいて、ここは急な斜面だから上るのは大変なのでなだらかな丘から行ったほうがいい、川の深くなっているところは流れが速いから気をつけたほうがいい、それでもこの山に登りたいときはルートをよく検討したほうがいい、沢のここは浅いけど岩場で足を滑らせるから慎重に、というのと似た感じである。

検査は何種類もある。自分で自分の普段の行動や考えの傾向を評価していくものもあれば、図形を見て類推するとか単語や数字を順に言われてそれを記憶できるかなど知能検査的なものもある。そして、臨床心理士さんが時間をかけてこれまでの経験や状況を聞き取る。私の場合

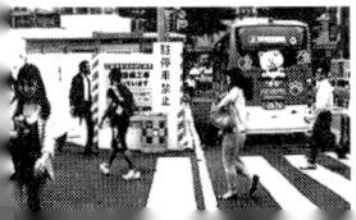

は検査を受けた時期がコロナ禍で親は遠方のうえ高齢だったためできなかったが、通常は親や保護者から子供のころの様子を聞いたり小学校の通知表や連絡帳などを見たりもする。

今はウェブサイトにいくつもチェックリストが上がっているので、それだけで判断している人も多いかもしれない。さらにSNSには「こんな人は発達障害」と端的にジャッジするだけのいい加減な情報が溢れていて（意外にインスタグラムに多い。「こんな言動をすると毒親になる」みたいなポジティブさを装った脅しリストもよくあって、なかなかしんどい）、「〇〇だから発達障害」「発達障害だから〇〇」と単純化した言葉が行き交う。

比較的信頼できる機関や本にあるチェックリストも、あくまで「可能性」を示して診察につなげるためのステップにすぎない。

発達障害の診断はとても複雑で時間がかかり、チェックリストの何点以上なら、はい、障害です、というようなものではない。手間も時間もかかる診断が必要なのは、それぞれの地図を作るためのものなのだと思う。

◐

今までに何冊も発達障害の本を読んで、書かれていることが当てはまると思い、対策も実践してきたが、実際に検査を受けてみると、自己評価と違っていた部分もあったし、ADHDの典型例としてあげられていた要素と違っていた部分もあった。

たとえば、よくあげられる要素に「ワーキングメモリが少ない」があるが、テストの結果、むしろ私は「ワーキングメモリが多め」タイプだった。それに対して「処理速度」が遅いので混乱が生じやすいらしい。
このあたりはパソコンのスペックがたとえにちょうどよいかもしれない。メモリの容量がすごく多いが処理速度が遅いパソコンだと、フリーズしたり画面で青い輪っかがぐるぐる回っている状態が起きやすい、と思えば考えやすいし、人にも説明しやすい（が、たとえはたとえであって、人間そのものや人間の脳を、別のもので置き換えることで発生する誤解や不都合も同時に生じる。人間は人間であってスペックでは計れないし、たとえは単純化するので、考える手がかりにはなるが、複雑なことを見失いもする）。

診断を受けるまでの自己評価でもあり、私の小説や文章を読んだたいていの人が能力が高いと評する「視覚情報」は、実は点数が低かった。確かに私の記憶は画像で固定されるタイプで、ビジュアル的イメージに興味が強いために小説で風景や見えているものを詳細に書くのだが、脳内で欠けているところを補完していて、それがときどき間違っているらしい。そういえば、カタカナの言葉を間違えて読んで覚えていることが多い。スーピマコットンをスピーマコットンとか。ミシシッピをミシシピッピとか。

この間違いは、耳で聞いた言葉には起こらない。私は聞き返すことやその場で言われたことが聞き取れないことが多く、聴覚情報は弱いと思っていたが、テストの結果は視覚よりも点数が高かった。どうやら雑音や複数の音の中から必要な音や声を聞き取る「カクテルパーティ効果」の働きがよくないのが聞き取りにくい原因で、静かな場所でゆっくりと確実に聞くことができるテストでは情報を取り入れられるようだ。

処理速度のずれによって、その場ですぐ言葉の意味するところがわからないのもあるかもし

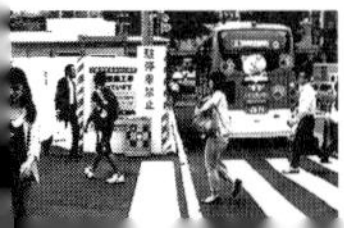

れない。外国に行く機会が増えて、買い物をするたびにレジで「袋はいりますか」のような簡単な英語でも必ず聞き返してしまう。最初は自分の英語の聞き取り力の上がらなさに落ち込んでいたのだが、日本に戻って日本語で言われてもやっぱり聞き返していることに気づいた。外国語の問題ではなく、急に言われた言葉がわからない問題だったのだ。

この「準備をしていないことに反応が遅れる」に関しては、検査を受けるにあたって結果に影響が出やすい要素でもある。テストを受けるときは静かな環境で、これからこんな問題を出しますよと見通しを与えられ、集中できる状態にある。だから、普段の生活や仕事ではすごく困難があるのに、テストではできてしまって、本人の困ってる感と診断がずれることもあるんじゃないかと思う。

◓

ともかくも、私は検査と診断を受けてよかったと思っている。

地図があれば行動がしやすくなるし、自分がここにいるとわかれば、あの山に登るのは今は無理そう、回り道だけどこっちから行こう、ここに近づくと危険、と考えることができる。

最終の診断を受ける直前に直接の担当の先生から「診断がおりなくてもそれで終わりではなく、症状や困ってらっしゃることをどうしていけばいいか継続して診察は受けられますから」と言われたのも、診断に対しての感じ方が落ち着いた要因の一つだった。

検査を担当してくれた心理士さんからも、いつでも面接は受けられますからと言われた。診断を受けた時期は、病院で行われているデイケアのワークグループがコロナ禍により休止中だったが、それから一年半を経過して心理士さんと生活改善の面談を始めた。
地図を手にして、私は歩き始めた。

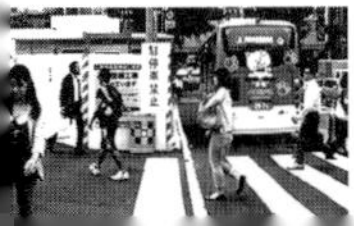

3 喘息──見た目ではわからない

別の世界に来てしまった感覚になったり、周りのみんなが自分と違うふうに日々を送っている気がしたりしていたのは、ＡＤＨＤ的な特性だけによるものではないと思っている。「脳の特性」という概念があるなんて思いもよらなかったせいもあるが、子供のころの私にとって「人と違う」いちばん大きなことは、喘息《ぜんそく》だった。

いちばん古い記憶の一つは、左腕の内側に注射を並べて打たれている光景だ。アレルギー反応を調べるための豆注射と呼ばれるもので、記憶の画像では、私はコートの腕をまくって注射を打たれて泣いていて、一階にあった診察室の大きな窓からは、工場の多い街の大通りを大型トラックが行き交うのが見える。曇っていて道路も空気も灰色がかっている。注射するならコートは脱いだだろうから、この記憶画像もどこかの時点であとから上書きされたものなのだろうが、ともかく、小児喘息と診断を受けたのは保育園に行くよりも前の三歳ごろだったと思う。

喘息の発作は、夜に起きる。私の場合、アレルギーが特に強かったのは猫、ハウスダスト、レンゲの花粉で、他にも蕎麦殻や花火の煙で発作が起きた。

原因になるものに接したときはそれほど反応がなくても、数時間後、もしくは眠ってから夜中に発作が起きる。人間には交感神経と副交感神経があって、起きているときは交感神経優位なのが眠ると副交感神経優位に切り替わり、副交感神経優位になると発作が起きる、と小学校に上がるころには理解していた。

夜中に呼吸が苦しくなり、目が覚めて、起き上がる。胸の奥でぜいぜいと音が鳴り、座った姿勢で腕で肩を支えるようにしてなんとか息を吸う。横になったり眠ったりするとひどくなるから、そのまま座って起きている。両親も最初は起きて、薬を飲ませ、あまりひどいと夜間救急に車で連れて行くこともあったがそれほどでもないときは眠って、私は一人で起きていた。

豆電球がついているだけの暗い部屋で、眠っている両親と弟の隣で、なにもせずにただ息をしていた。暗い中で二、三時間、なにを考えていたのかは思い出せない。感覚として覚えているのは、真っ暗な空洞みたいなものがすぐ近くにぱっくりあいている感じ。たぶん、そのころのほうがずっと死というものが近くにあった。

とはいうものの、私の喘息はそれほど重いものではなかった。たいていは薬が効いてくれれば眠れたし、症状が重くなると息を吸うよりも吐くほうがつらいと聞いていたが、吸うほうが苦しい状態しか経験しなかった。夏には喘息の子供たちの転地療養というのに参加していたが、そこで会う子たちはほとんどが私よりつらそうだった。

たまに、起きていると夜が明けていった。市営住宅の九階の部屋からは生駒山がよく見えた。生駒山脈の上に広がる空が、濃紺から徐々に青色に、そして薄い水色になっていくのは、海みたいだと思っていた。その遠くて広い海で漂うなにかを、長いあいだ眺めていた。

二時間ほど寝て起きると、学校へ行く。

私も発作は治まっていて普通に息が吸えるし、通学路も教室もなにも変わったところはない。

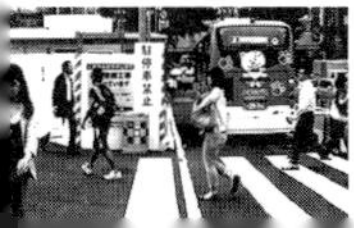

明るい昼間の光景だ。

私にはそれが夢の中みたいに思えた。夜中に起きて座っている私が見る夢。あの真っ暗な空洞のそばにいる私が現実で、みんなが昨日の続きだと思っているこれはなにか別のもの。

小児喘息だったから、中学に入るころには発作は減っていき、卒業するころには、なにもないのに気圧や天候で喘息が出ることはほぼなくなった（猫だけが今でもだめだ）。

◐

喘息も、けっこうメジャーというか、よく聞く言葉だと思うが、身近に接したことがない人にはよく知られていないと思うことがある。

イメージされることの多い咳は、私はほぼ出ない。咳がひどい症状の人もいる。「発作」という言葉のイメージもそうだし、フィクションの中では突然苦しみ出す様子が描かれていたりする。そうなる人もいるし状況もあるが、私の場合は徐々に、少しずつ苦しくなるし、先述したようにその場ではなんともなくて何時間も経ってから苦しくなる。

呼吸がしにくい、というのは、外から見てわかりにくい。走ると誰でもそれなりに息苦しくなるが、一般的な状態と私が走ったあとで苦しいのがどれくらい、どう違うのか、私にもわからない。見た目はどこも悪くなさそうなのに体育の授業を休んでいると「元気なのにさぼっている」と言われることもあった。

新型コロナウイルスの感染者が増えたころ、ＳＮＳで「呼吸が苦しいときは横にならないで座ったほうが楽です」という対処法が流れてきて、ああそうか、経験がない人は知らないのか、と思った。

猫は好きだが、残念なことに最もアレルギー反応が強く今でも残ってしまったのが猫である。子供のころは、触っていないのに一メートルの距離に近づいただけで夜中に救急病院に行くことになったりしたが、今では三回くらいなら撫でられる。部屋で二匹が元気に大はしゃぎという状況でなければ、同じ空間にもいられる。それですっかり忘れていて、猫がいる友人の家でごはんを食べていたときのこと。

二匹いて、足もとを行ったり来たりしていたがそんなに近づくこともなかった。途中から、なんかしゃべりにくい、と感じていた。なんやろ、言葉が出にくいような……。

帰り道でしばらくして気づいた。そうか、息苦しかったんや。忘れてたわ、この感じ。

それだけ私も喘息の症状から、喘息の渦中にある身体から、遠ざかったということだ。

猫の中には、知らない人から撫でたり触ったりされるのが好きでなく、かまってこない人間が好きなタイプがいて、そういう猫にときどき懐かれることがある。以前友人の家に泊まったときに、そこの猫がずっと私にくっついて、何度ひっぱり出しても布団の中に入ってきた。多少息苦しい程度だったが、朝起きると、目がおかしい。かゆいはかゆいが、感じたことのない違和感がある。鏡で確かめると、白目の部分だけがぶよぶよに腫れて盛り上がり、黒目との境界でくっきり段差ができている。かなり不気味な見た目で、ええー、こんなんなるんや、と驚愕した。

幸い、自宅に帰って夜には白目の腫れは収まったが、アレルギーの症状の一つだと知った。

「アレルギー」と言っても、アナフィラキシーショックのような急激で重篤で生命の危険があ

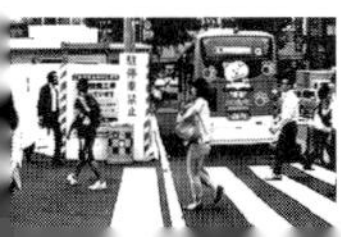

には想像するのが難しいかもしれない。

る症状もあれば、蕁麻疹《じんましん》やかゆみなど、人や場合によってそれぞれで、経験したことのない人

◐

小学校の修学旅行だったか林間学校だったか、夜に女子たちが部屋で枕投げをしよう、ということになった。枕は蕎麦殻だった。

あ、私、喘息出るから外におっとくわ。と、廊下に出た。特段枕投げがしたかったわけではないし、一人で過ごすのが平気な性格で、宿舎の探検でもしようかと思っていた。

そうすると、女の子たちは気を遣ってくれて話し合いが行われ、柴崎さんがかわいそうだから枕投げはやめようということになった、と呼びに来た。

小学校では、みんな仲良くするのがいいこと、みんなでいっしょに同じことをするのが仲良くすること、と教えられるので、女の子たちはそういう結論になったのだと思う。

私は、ADHDの、あるいはASDの特性としてよくあげられる、空気の読めなさや人間関係の行き違いや、やらかしが多くて小学校高学年から中学校のあいだはかなり困難が多かったが、それは女の子たちが昔よく言われたような「陰湿だから」ではまったくない。女の子たちは、皆気遣いができ、やさしいから、あるいは、女の子は気遣いができてやさしくなければならないと徹底して教えられるので、その中で一人で自分のやりたいことをやっているほうが楽で、気遣いができない私がどうしてもその調和からはみ出したり邪魔したり、ときには直接無神経な言動になってしまうのだった。

枕投げの代わりに何をやったのか覚えていないが（怪談とかだったかな）、みんなが枕投げをやろうと盛り上がっていたのに申し訳なく、こういうときどう伝えればいいのだろうか、と思った。それは今でも、よくわからないままだ。むしろ一人のほうがいいので一人にしてください、と言うと、それはそれで気を遣われてしまう気もする。

レンゲの花粉で何度も発作を起こしたが、私はスギやヒノキなどの花粉症は今のところない。春先になると周囲で症状が重くて大変そうな人が多くいて、どんなにつらいだろうと思う。蕎麦殻の枕はだめだが蕎麦を食べるのはだいじょうぶで、他に食べもののアレルギーもない（メロンを食べるとちょっと喉がいがいがして、それは軽いアレルギーでありブタクサの花粉症と関連があるらしいので心配はしている）。新型コロナウイルスのワクチンは四回受けたが、四回とも蚊に刺されるよりもなんともなかった（蚊には好かれていて刺されやすいし腫れやすい。八年前に外国に行くときに受けた混合ワクチンでは高熱が出た）。

人の体はそれぞれ違う。ほんとうに違う。外から見てもわからないし、どんなふうにつらいのか、苦しいのか、人に伝えることも、人の体を感じとることも、すごく難しい。

私は気づいたときには「人と違う」ようだったので、ずっと「他の人の感覚ってどんななんやろ」と気になっている。

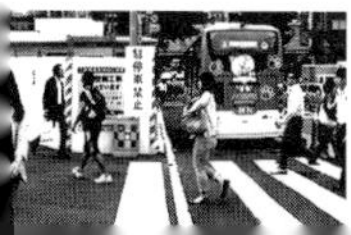

4　助けを求める

発達障害の診断を受けるかどうか、ずっと迷いがあったと書いた。検査を受ける予約まで辿り着き、いざ実際に検査を受けていても、その迷いは続いた。四十代後半という年齢でもあったし、特に過去のできなかったことや、やらかしたことや、小学生のときに風呂に二週間ぐらい入ったふりだけしていたことがあるとか、大人になってからも仕事でこんな迷惑をかけたとか力説していると、「私なにやってんねやろ……」的な思いにとらわれることも何度もあった。

発達障害以外の要因や症状も調べるための検査は多岐にわたり、紙に書かれた問いや問題に一人で答えていくタイプのものだけでも数種類あった。質問や問題が書かれた冊子は、受験のときに配られた問題用紙に紙の質感や表紙の感じが似ていて、受験から遠ざかってずいぶん年月が経った私には懐かしかった。試験の類はけっこう好きだったのだ。受験の問題は、問いと答えが明解だから楽しくできたのかもしれない。

逡巡しつつ、冊子ごとの検査に回答していく中で、あれ？　と思うものがあった。

ある形式の問題だけがまったく回答できず、これはなにかあるようだ、と思ったのだった。発達障害、ＡＤＨＤ、ＡＳＤではないかもしれないが、精神科の診察を受ける意味はあるのかも、と。

日常生活で遭遇しそうな場面がイラストで描いてあり、状況の短い説明が添えてある。フキダシが空白になっていて、この人物がなんて言うか、書き込んでください、というものだった。
場面はどれも、日常生活でよくありそうな、ちょっとした行き違いや誤解が生じている設定、もしくはちょっと困ったことになっている設定である。お店で店員さんとやりとりしているとき、それほど親しくない人といるときなど、他人と関わる場面が二十以上並んでいた（もしかしたらこれから心理検査を受ける人がいるかもしれなくて、あまり事前に情報を入れないほうがいいので詳細は書かないことにします。このあと書くことは私にとっての解釈です）。

「フキダシに言葉を書いてください」

……なにも思いつかない。

いつもは頭の中に考えが浮かびすぎて困っているのに、空白のフキダシと同様に脳内も真っ白である。

あまりにもわからなすぎて、まず冊子を読み直した。そもそも問題の意味がつかみきれない、と思った。「この場面ではどういう回答が標準的か」と聞いているのか、「この場面ではあなた（つまり私）はなんて言いますか」と聞いているのか。前者ならいくらでも書けるが、後者ならなにも書けない。

担当の心理士さんに尋ねると、後者であるとのこと。

「あなたはなんて言いますか」

…………。

私は、いつもとは違う脳内の空白を感じたまま、問題用紙に並ぶ場面を見つめた。

なにか書かないと。

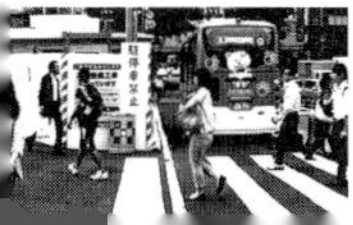

「そうですか」

「すみません」

ページをめくっても、どの場面を見つめても、空白の脳内に出てくる言葉はその二つしかない。

「そうですか」

「すみません」

他になんか言うことある？

あまりの真っ白ぶりに、これはどうも、なにか偏りがあるらしい、と考えざるを得なかった。

もちろん、これらの場面が「設定」ならば、いくらでもセリフは書ける。このフキダシが出ている人がどんな人で、この場面はストーリー上のここにあって、こういう展開である、と考えればなんの苦もなくそれらしいセリフが書ける。なぜなら、私は小説家で、毎日毎日こんな場面を書くのを仕事にしているのだから。

しかし、これが「私」であり、「私」がなんと言うか？ と問われたら、そうですか、すみません、以外になにもないし、その二つの言葉にしても、意味がないというか、中身は真っ白で、ともかく言うだけにすぎない。仕方がないので、すべての問題にそのように書いて提出した。

これは多数受けた心理検査の一部であって発達障害の診断そのものではないことを強調しておくが、後日心理士さんの解説の中でこう言われた。

「「人に助けを求める」の項目がゼロですね」

真っ白、なにも思い浮かばない、と表現したが、場面を見てそれなりに思い浮かんでいることはある。

予定と違うことやちょっと困ることが起きたとき。

……言うてもしゃあないしなあ。

自分でなんとかするしかないし。

そのテストは、コミュニケーションやその中での対処の仕方に表れる傾向を計るものらしかった。

「人に助けを求める」と聞くと、悩み事を相談したり弱みを打ち明けたりする場面を思い浮かべるかもしれない。たぶん私は、「悩みや弱みを人に話す」はできる・するほうだ。それについてはしゃべりすぎを心配したほうがいいかもしれない（ＡＤＨＤ要素の、自分の関心があることをしゃべりすぎてしまうやつ）。

そうではなくて、これらの場面で問われている「人に助けを求める」は、具体的な、他者との交渉を伴うコミュニケーションのことだろう。わたしにはそれが、根本的に欠けている。

これは、ＡＤＨＤ要素より育ってきた環境や経験に関係すると自分では思う。ＡＳＤ傾向もあるので、そちらは多少影響しているかもしれないし、ＡＤＨＤ要素からくる失敗やトラブルを積み重ねてきた結果として助けを求められなくなっているのもありそうなので、発達障害と関係なくはないが、おそらくその上に重なった環境や経験のほうが大きいと考えている。

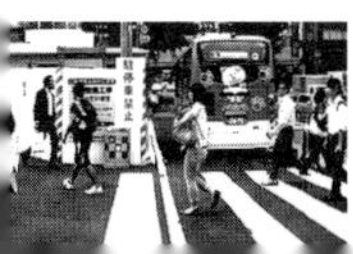

お店で注文と違うものが出てきたときや品が来ないとき、なにも言えない。体調が悪いとき、その場にいる人になにも言えない（映画館のトークイベントの壇上で貧血を起こし、目の前が真っ暗でなにも見えないまま話を続けたことがある。顔色はまっ白で冷や汗とか出ていたし、相手の方は不安だったかもしれない）。旅行先で忘れ物や足りないものがあって困っていてもなにも言えない。だから、全部自分で用意しておかなければ、と思いつく限りのパターンを想定して詰め込むので、荷造りが大変になる。

小学生のころ、私は人とコミュニケーションをとることがかなり少ない環境にあった。家で一人でいる時間も長かったし、ひたすらテレビを見ていた。テレビは、誰かが話している場面を見るものだが、彼らと私が話すことはない。

だから、テストに描かれていた場面も、テレビの中と思えばいくらでも「言いそうなこと」を思いつく。しかし、テレビはこちらに向かって話しかけることはないし、私がテレビに向かって話しかけてもなにかが返ってきたり状況が変化することはないからなにも思いつかない、と考えれば、単純すぎるかもしれないが私にとってはわかりやすい。

さらに、少なめのリアルな人間とのコミュニケーションにおいても、私がなにかを言って、よいほうに状況が変わる、あるいは考えてもらえる、という経験が乏しかったのだろう、と思う。

◐

数年前にツイッターに、子育てに関する漫画が流れてきた。『「どんなときでも味方だよ」って伝えたい！』（さざなみ著、KADOKAWA）の一エピソードで、著者が、お絵かきなどをしたときに褒めると泣く幼い娘に困っていると、著者の母（娘から見ると祖母）が、状況を聞き取ったうえで、「上手ね」と言われることがいやなんじゃない？　と推測する。つまり「上手」という評価の枠に当てはめられるのがいやで、絵を描くのを楽しんでいるのをいっしょに喜んでほしいのではないか、と。

　まず驚いたのは、「この子はどう思っているか」を考える大人って存在するんや！　ということだった。

　私の成長過程にあったことを振り返ってみると、大人という立場である人の考えること、あるいは世間や世の中や常識といったものが求めることに合っているかどうかだけが判断されて、それに合わせるように求められた経験ばかりだったように思う。もしくは、私のほうがそう受け取ってきたか。

　もう少し成長してからも、私が学んだことは「誰も助けてくれないから自分で自分を守るしかない」だった。小学校高学年から中学まである男子から断続的に暴力を受け続けていて、それを周りの大人も教師も知っていたが、誰も止めなかった。自分が困っている側であるときも、私が誰かに対して困るようなことをしてしまったときでも、関係のあった大人の人は、怒るか、私が悪いと注意するだけだった。助ける以前に、話を聞いてもらうことも難しかった。

　言えば状況が悪くなるだけだから、とにかく隠す、人に知られないことを心がけた。困ったことがあっても、困っていることを人に知られないこと、表情に出さず、別の手段で取り繕うことばかりを考えてきた。

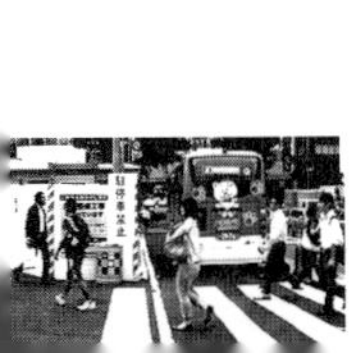

もちろん、そうやって自分の状況をごまかし、取り繕うことは、いっそう困った状況へと自分を追い込み、周囲の人に迷惑をかける結果になる。少しずつ学んで行動を変えようとはしてきたけれど、大人になって長く経っても、ちょっとしたことで私の脳内には空白が発生する。

「人に助けを求める」がゼロですね、と告げた後、心理士さんは「アサーション」という「相手を尊重しつつ自分の意見を主張する」ためのコミュニケーション方法があると教えてくれた。そのあとで自分で「アサーション」に関する本など読んでみた。すぐにできるようになるわけではないが、こういう状態になる人は他にもいると知るだけでも、少しは違う。

発達障害の診断を受けて以後、少なくとも仕事に関しては少しずつ「調整」を試みるようになった。がんばろうと思って困難を伴うことを引き受けてしまっても、後から結局相手に迷惑をかけることになる。

雑誌連載なども、一昔前に比べれば休みなどの調整がしやすくなっている。無理な働き方をしないという世の中全体の流れもあって、事前に相談すれば融通してもらえる。

相談してみればよかったのか、と気づいて、少しずつ早めに言うことがときどきできるようになってきた。「人に助けてもらう」経験は、ようやく少しずつ積み重ねられている。

余談❶ 小学校高学年のときに暴力を受けていた経験を元にした場面を『ビリジアン』（河出文庫）という小説に書いた。誰も助けてくれないのはわかっているし、泣いたり叫んだりすることは暴力を振るっている相手が喜ぶことであり、さらにつらいと周りに知られることは屈辱であるので、極力反応しないようにしていた状況を思い出しつつ、子供に起こりがちなこととして端的に書いた。もともと私の文章の特徴として感情の起伏を強調しないで書いてあることもあり、それを読んだ人の感想の中に「殴られて怪我をしているのに平気そうなほうもよくわからない」というのがあった。そう思う人もいるのか、と思った。痛いとか悲しいとか泣いて叫ばなければなんとも思っていないと受け取る人もいるのだ。

それはASDの人に対してよく言われる「人の気持ちがわからない」と対になっているように、私は思う。「普通はこう反応するはず」という思い込みが、世間的に言われる「人の気持ちがわかる」ではないだろうか。

そして『ビリジアン』のその場面のすぐ後には、暴力を受けたのと同じ語り手が「普通は人はこう思うはず」という教室内の狭い人間関係の加害側になるエピソードを書いている。学校の教室は、世の中の人間関係が凝縮された過酷な空間であると思う。

余談❷

「人に助けを求める」は意外に難しいのではないか、ということを考えるとき、金田一秀穂さんがテレビのバラエティ番組で話していたことを思い出す。天皇と同じテーブルで食事をしたとしてそこにあるお醤油を取ってほしいときにどう言うのが正しい敬語か、と問う。スタジオの出演者たちは、最上級の敬語をあれやこれやと出し合うが、正解は「醤油……」。

丁寧すぎる敬語は断れないので命令に等しく、どんな敬語だとしても失礼になる。「醤

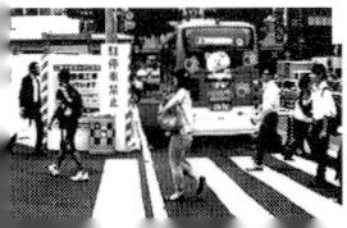

油……」と醤油の瓶を見つめて、察してもらうしかない。これはなかなか興味深く、いろいろと考えていける話ではないかと思う。最上級の敬語であっても、言葉は常に相手の行動を指図するような暴力性があるのかもしれない。

5 眠い

数々のテストや検査（脳波や身体の医学的検査含む）や面談を受け、最終の診断で質問された中で強く印象に残ったのは二つ。どちらも、身体に関わることだった。

「いつも眠いですか？」

「球技は苦手ですか？」

もちろん私は、全力で「はい！」と即答した。

ＡＤＨＤの人の一部に眠気が強い症状があるとは知らなかったし、発達障害は脳の機能の特性とイメージしていたので、最終の診断で「決め手」（と私には思えた）のように質問されたこの二つは、その瞬間は意外だったが、深く納得することだった。

「眠い」は、身体のことでもあり、脳のことでもある。

私は眠い。

ずっと眠い。

最終の診断を受けたあと、ＡＤＨＤに適用される薬の一つ、コンサータを飲むことになった。

説明を受け、最初の一錠を飲み、しばらくして担当の先生が様子を聞きに来た。

「どうですか」

「あの、こういうことを言うと、大げさかと思われそうなんですけど」

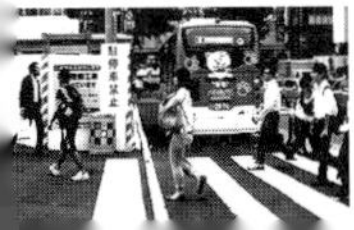

担当の先生が幅広く文学を読む人であることは、検査の途中で知った。だから言っても受け取ってくれるだろうと思った。

「小学校六年生の修学旅行で夜更かしして翌日眠たくて、それ以来一回も目が覚めた感じがしなかったんですが、今、三十六年ぶりに目が覚めてます」

「そうですかー、それはよかったです」

やはり担当の先生はすんなりと頷いてくれた。

◓

三十六年間ずっと眠たかったのは、比喩でもないし誇張でもない。修学旅行の日以来、一度もすっきり目が覚めないと思いながら生きてきた（この記憶を思い出すと、伊勢志摩の風景といっしょにアニメの『タッチ』が映っているテレビ画面が必ず付いてくるのだが、家に帰って見たテレビ番組がそれだったのだろうか）。

もちろん、眠さに強弱はある。気を失うほど眠いとき、いくら寝ても起き上がれないほど眠いときもあれば、比較的起きていて楽しく活動的に過ごしているときもある。それでも、すっきりぱっちり覚醒している、元気な子供だったときの感覚は一度も戻ってこなかった、あるいは、ないなーと認識していた。

それがこのとき、「目が覚めてるってこれやん！ やっぱりこの感覚ってあってんやん！」と劇的に「起きた」のだった。

同時に、頭の特にうしろのほうをずっと覆っていたもやもやした重いものがない、と感じた。

軽い！ すっきりしてる！

かといってそれは、子供のときに発作が起きると飲んでいた喘息の薬、副交感神経から交感神経を優位にするために覚醒作用のある薬を飲んだときの興奮したりはしゃいだりする感覚とも違っていた。

三十六年間、眠い日々だった。

学校の授業はよく寝ていた。高校三年の終わりごろ、ある日の六時間目に「あれ？ 今日一回も寝てないんちゃう？ 高校生活初じゃない？」と思ったのをよく覚えている。

学校から帰ったらとりあえず寝る。休みの日は寝ている。夏休みは毎日寝ている。寝過ぎて頭の中で歯医者さんで歯を削ってるような音がしてるけど起きられない。バスや電車に乗ったら寝る。しばらく歩いて座ったら寝る。映画館に着いたら眠すぎて、映画が始まったらしばらく寝る。ゴダールの映画は眠さの波長が合うので八割寝ている、三回観てもコンプリートできない。近所でも出かけて帰ってくるとしばらく寝る。

大学では研究室で先生と一対一で授業のときに途中で寝てしまい、だいじょうぶですか、と心配された。別の先生から「若いときは眠いですが、二十五過ぎたら眠くなくなります」と言われて希望を持ち、そのエピソードを小説に書いたが、実はまったく変わらず眠かった。会社員時代もあまりに眠いのでときどきトイレの床（塩化ビニール仕様）で寝ていた。

道を歩いていても突如眠気が襲ってきて、喫茶店などに入って座ったまま寝たり、仕事で予

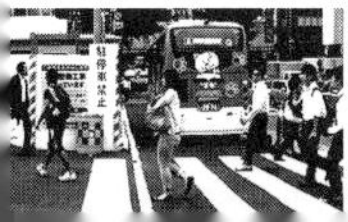

定と予定のあいだに二、三時間あって眠くて倒れそうなのに喫茶店もどこも満席というときは仕方がないので電車かバスに乗って寝て戻ってきた。

年を取って変化するのは、眠くならないのではなく、長時間続けて寝ることができなくなるだけだと知った。ずっと家で一人で仕事をしているので、昼寝をする。いろんな本や記事に「二十分ほど仮眠をとったほうが効率よく仕事できます」と書いてあるが、一度寝ると一時間は起きられない。

睡眠時間が少ないとあまりに眠くてなにもできないので寝られないことが恐怖のあまり、翌朝早く起きなければならないときにそのプレッシャーで眠れなくなる。大学受験の前日は一睡もできず、それがトラウマになって「寝ないと」と思うと眠れなくなってしまった。遠方に行く仕事で午前中に出発の場合、新幹線の時は東京駅の近くに、海外なら空港周辺に前泊している。当然宿泊費は自腹である。そして「眠れない」のは「眠くない」のではない。

発達障害の診断を受けようと決めたのも、睡眠障害が悪化していったからだった。眠いのに「寝付けない」は翌朝早起きが求められるとき以外はないのだが、精神的に調子が悪くなると、夜中や早朝に目が覚める。眠りから覚めたと気づいた瞬間にはすでに「悪い事態」を頭が考えていて（眠っていても「悪い事態」を考え続けているのではないかと思う）、そこから眠れなくなる。

なぜにこんなに眠いのか、長らく困ってはいたが、原因があるとは考えなかった。二十代のころ、ナルコレプシーという病気を知って、もしかしたらそうなのかもと思って調べたことはあるが、突然気を失うことはないし、そこまで重症ではないから違うと判断した。

ただ、症状のいくつかに思い当たるというか、「なんかわかる気がする」ところがあった。感情の急激な変化で体が脱力することや、入眠時の鮮明な悪夢、金縛り。今はないがそのころは何度か金縛りがあったし、鮮明な悪夢は断続的に見るし（夢が現実の感覚とあまり変わらない）、驚いたりしたときに力が抜ける感覚も少しあった。現在ＡＤＨＤに適用されている覚醒作用のある薬は、ナルコレプシーに使われていたものだし、脳内で起こっていることに共通する部分があるのかもしれない。

薬を飲むようになって、目が覚めた。

長い昼寝をしなくても過ごせるし、映画も観られる。なんとゴダールを一日に二本観ることも可能だ。今まであきらめていた名画の特集上映も毎日通って二本ずつ観て全作制覇することもできる。起きているので、とにかく時間がある。なにかするごとにいちいち寝なくていいのは快適だ。

かといって、おそらくそこまで眠くない人が想像する「覚醒状態」ではないと思う。たぶん、「普通」くらいである。

薬を飲んでいても、昼ごはんを食べたあとは眠い。薬を飲み始めてしばらくして、朝九時から夕方六時まで続くシンポジウムに参加する仕事があり、昼ごはんの後に他の人の発表を聞く時間には少々寝てしまった。しかし「少々」である。十分か二十分、うとうとする時間があったがそれを過ぎればずっと起きていた。薬を飲んでいなければ、その状態が一、二時間続く。

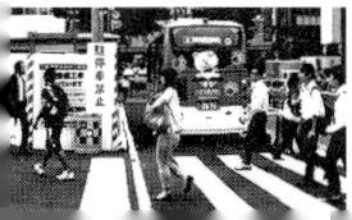

薬が効いているあいだは、昼寝をしても二十分ほどで目が覚める。「二十分程度の仮眠」ってこれかー！！と感動した。

そして、もう一つ驚いたのは夜眠れるようになったことだった。睡眠障害がひどくなる前から、夜中に何度も目が覚めていて、それが普通だと思っていた。外で少しでも物音がすると必ず目が覚めていた。それが、薬を飲んだ日は、朝まで眠れる。「昼間起きていない＝夜間眠れていない」の、どちらがどちらの原因なのかわからないが、ちゃんと起きている時間と寝ている時間に分かれた感じ。

重要なのは三十六年間の「眠い」が「昼間寝ている・夜間起きている」ではなかったことだ。「起きていない・眠れていない」とどちらも否定の状態で、活動もできないし休めてもいない、つらい状態だったのだと今はわかる。だから、何時間寝てもずっと眠かったのだ。

ＡＤＨＤの薬を飲んだ人の感想には、「頭の中がすごく静かで驚いた」「普通の人の頭の中ってこんなに整理されているんだと知った」というものが多いが、残念ながら私にはその感覚は訪れなかった。量を増やせばもしかして効果があるかと試してみたが、動悸がひどくなって断念した。

私にとっては、コンサータを飲んでいちばんよかったことは、映画が観れる、だ。映画めっちゃ観れる。それだけで、人生を取り戻した気分で素晴らしい。

一時夢を見ることが減っていたのだが、コンサータによって眠れるようになってからまた夢をよく見るようになった（見る見ないではなく、覚えているかどうかの違いらしいが）。私の夢は鮮明で、当然フルカラーである。いつもではないが、痛いし冷たいし、食べものの味もする。テーブルの上のぶどうを食べたらめちゃめちゃまずかったことがあって、夢の中やのになんでわざわざおいしないものを食べないかんのか……と悲しかった。『ウェイキング・ライフ』という夢から覚めることができなくなる映画（すごく好きな映画でおすすめです！）で、夢であることを確かめるために「電気のスイッチが使えない」「文字が読めない」が出てくるが、私はどちらも可能と確認した（夢の中で）。文字については、今の仕事を始めてからは夢の中でも読めるどころか延々と校正作業をやっていてつらい。

余談❷ つまらない映画のことを「眠い」と表現したりするが、それには断固として反対したい。ゴダールの映画は眠いが（菊地成孔さんはゴダール映画を観ていて眠い時間を「ゴダールタイム」と書いていた）、おもしろいし好きである。アトラクション的なおもしろさとは違うおもしろさ、退屈さがおもしろさであることはいくらでもある。ほんとうにつまらない映画は、寝れない。以前、情報誌で映画の星取り評の仕事を四年ほどしていて、自分の好みに関わらない多様な映画を年に百本くらい観たが、その中でワーストの三本はどれも一睡もできなかった。つまらない映画は編集もよくないし話も無理があるので変な揺れの車に乗って〝がこっがこっ〟とつっかえる状態みたいに苛々してまったく眠くならないのだ。眠い映画はある程度集中できているのである。意識がほどよく漂って心地よくなければならない。ゴダールを観ていて眠いのは、むしろ波長が合っているのだと思う。

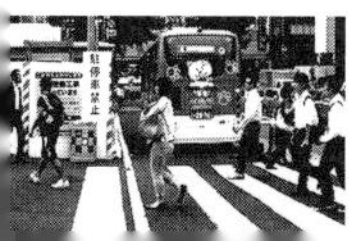

6 「眠い」の続き

大学のとき、第二外国語としてフランス語の授業を受けていた。名前は忘れてしまったが、フランス人の若い男性が講師の授業があった。その授業で何度も聞いて覚えたフランス語が二つある。

Je ne comprends pas. と fatigué だ。

「Je ne comprends pas.」ジュヌ コンプロンパ は「わかりません」。先生の質問に学生たちがやたらとこれで返すので、先生は少々苛立っていたと思う。九〇年代前半の大学の第二外国語の授業では熱心な学生はそういなかった。

やる気のなさが態度に出ていた学生たちに向かって、その先生がよく言っていた言葉が「fatigué」ファティゲだった。

授業の後半になると、先生があなたたちはファティゲか？ と聞く。あるいは、あなたたちはとてもファティゲだと言う。トレトレ ファティゲ というその響きをいまだに覚えている。fatigue は辞書を引くと「疲れる」と書いてある。だから、授業で先生がそう言うたびに、あなたたちはそんなに疲れているのか、と言っていると思っていた。

数年前に、ツイッターを見ていたら、フランス語では「眠い」という言い方はあまりしなくて fatigué を使う、fatigué は「眠い」という意味だ、と書いている人がいた。

ああ、そうだったのか、と腑に落ちた。九〇年代前半の第二外国語クラスの大学生、寝てるか眠そうかのどっちかやもんなあ。

検索してみると、英語でも「sleepy」ではなく「I'm tired」を使うとある。確かに、二〇一六年にアイオワ大学の国際創作プログラムに参加して様々な国から来た作家たちと生活した三か月のあいだに、「I'm tired」はよく聞いた。共有の部屋で集まってしゃべっているうちに遅い時間になって「そろそろ部屋に戻るよ」みたいなときに、誰かが言い出す。参加者は英語のネイティブスピーカーではない場合が多かったから、sleepy もけっこう聞いたと思うし、そのときは tired との使い分けなど考えたりはしなかった。

しかし言われてみれば、日本語でそのような場面で「疲れたから部屋に戻るよ」と言えば、「だいじょうぶ?」「今日は行事が多かったしね、早く休んだほうがいいよ」と周りから言われそうな気がする。つまり日本語の「疲れる」は肉体疲労〜体調不良手前ぐらいの主に身体的な意味で使われるのではないか。「精神的に疲れた」という使い方もあるが、それはそれで相当に深刻な響きがある。

自分のADHDの主症状が「眠い」であることが診断を機にわかった私は、この「疲れる」と「眠い」の関係、それをどう認識しているかにとても興味をひかれる。

「眠い」に対してもっと意識を向けたほうがいいのではないか。「眠い」や「疲れ」についてもっとちゃんと関わったほうがいいのではないか。

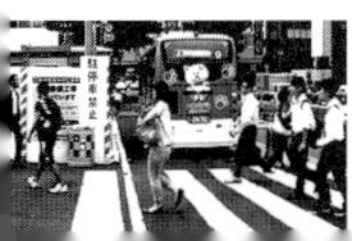

日本人は、世界でも睡眠時間が短いことが知られている。電車で寝ている人が多いのは、日本の治安がよいことの象徴として、ときには「平和ぼけ」的な揶揄を含んで言われることが多いが、もしかして皆それだけ疲れているのでは？

最近は減ってきたが、仕事での徹夜経験が武勇伝的に語られることも多かった。自分はこれだけ寝ていないということが仕事や活動に注力する証明のように使われていた。そういえば、不祥事の記者会見で寝てないんだと逆ギレした社長もいた。

体を横にしてじっとしているだけでなく、なぜ眠るかというと、脳の機能を回復させるためなのだなあと思う。つまり、眠いというのは脳の疲労が蓄積している状態なのだ。

体はじっとしていればある程度疲労が回復するかもしれないが、起きている限り脳はなんらかの刺激を受けて働き続けるので、眠ることによってスイッチを切りかえないと休めないのかもしれない。また、夢を見ることで一日の経験や記憶を整理しているという話も聞く。つまりは、人間が生きていくためにどうしても必要で、ものすごくだいじなことが眠ることなのだ。

にもかかわらず、日常生活の中、特に学校や職場で、「眠い」や「居眠り」は、たるんでいるとか怠けているととらえられがちである。

深刻なところでは、熱中症など身体が危機的な状況にあるときも「眠い」と感じて、それを本人や周囲が危機的な状況だと認識できずに取り返しのつかないことに陥ってしまう例もある。

◐

体の疲れは認識されていても、脳の疲れについてはほとんど認識されていないのではないか。

あるいは、体の疲れと脳の疲れがつながっていることも理解されていない。

「眠い」は、疲れている、心身を使ったことの表れであることが知られてほしいし、眠ることをもっと大切にしたほうがいいと思う。

朝型か夜型かは遺伝で決まっていて変えることは難しく、年齢によっても眠る時間帯は偏りがあって十代だと少し夜型寄りになるらしい。夜型の人を無理に朝型にしても健康的に勉強や運動ができるどころか心身に負担がかかって、そこから体調を崩してしまうことも多いようだ。数年前にカリフォルニアの一部の学校では始業時間を遅らせることにして生徒の成績が上がった、という調査結果もある。

それなのに、日本では「朝活」信仰が強くて、行事や部活で朝練がやたらとあり、そこから脱落するとダメな生徒と思われてしまう。

私は学校というものに通っていた十七年間（予備校が一年ある。学校の年数を考えるときは必ず、6、3、3で12年、コイズミ学習づっくえ！　と脳内に聞こえてくる）、の特に小学校六年生以降、一日の授業が終わるまで寝なかった日は数えるほどしかない。

日に何回か寝ることもあったし、十分くらいのことも授業のほとんどを寝ることもあったしまちまちだが、ほんとうによく寝ていた。


高校の二年か三年のときだったろうか。

体育で水泳の授業の次の時間は、みんなやたらと寝るものだった。

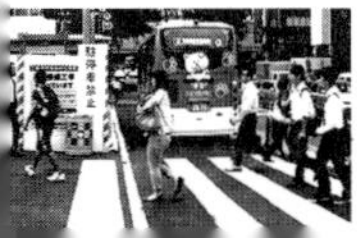

目が覚めた私は、おそらく真っ先に寝たのでみんなより早く起きたのだろう。教室を見回すと、三分の二以上の生徒が机に伏せて寝ていた。先生は呆れていたのかあきらめていたのか、注意をすることもなく淡々と授業を続けていた。

カーテンを引いた窓から日が差し、柔らかな光に包まれた教室で、みんな眠っている。プールで泳いだ疲労を自分の身体のも誰かの身体のも感じながら、とても静かで穏やかな空気に包まれていた。あんなに幸福感に満ちあふれた空間を経験することはめったにない。

疲れたら眠るべきだし、眠いのは疲れていることだというのを考えるとき、私の脳内にはいつもあの幸福な教室の光景が思い浮かぶ。

余談❶ 先日、会食の場で睡眠アプリを使ったら寝言やいびきなどが録音されておもしろいと複数の人が盛り上がっており、気になって私も使ってみた。予想はしていたのだが、私は眠っているときは無音でほとんど動くこともない。起きるとアプリには「体動が計測されなかったので機器を置く場所を変えてみてください」と注意が出ていた。無音無動以外にわかったことは、寝付きはよくアプリを起動してから五分以内に眠っていた。これも予想はしていて、睡眠が難しくなるときは中途覚醒と早朝覚醒のタイプだ。

朝、眠りが浅くなるタイミングで目覚ましアラームを鳴らしてくれるのがいいし、睡眠時間が表示されるので少々短いときは早く寝ようと気をつけるようになって、いい感じ。と思ったけどこれも慣れてしまうので、効果は一、二か月ぐらいだった。

余談❷ 早起きしてジョギングや仕事ができる人は脳の報酬系が働いているから、と言うと、「じゃあ早起きする人はがんばってないと言うのか」と、昨今特にインターネット上の短い言葉のやりとりではなりがちです。早起きしてがんばる人はがんばっているし、早起きできない人はがんばっていないわけではないし、できるがんばり方は人によって違うということなんですが、こういう感じの「AがいいということはBはだめなのか」が発生しがちなのが現代に文章を書く仕事をしていて難しいところです。さらに言うと、がんばらなくてもいいし、がんばってもいいし、なにかが足りないことは悪いことではないと思う。

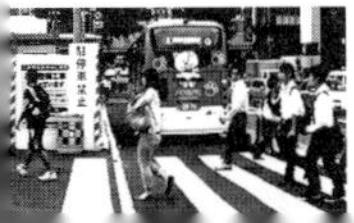

7／地味に困っていること

たぶんADHDや発達障害に関連すると思われる、でも違うかもしれない、「困りごと」と人に言うのもなんだかという地味に困っていることが私にはいくつかある。

＊スクリュー型の蓋が閉めにくい

発達性協調運動障害（DCD：Developmental Coordination Disorder）に由来するのかなーと思うが、回して閉める方式の蓋を閉めるのが難しい。何回やってもうまくはまらなかったり、閉めたつもりが閉まっていなかったりする。なんで？　これって普通は閉められるように作ってあるもんなん？　と気になっていたが、DCDには不器用という項目がある。私はそれほど不器用ではないと自分を認識していて、工作や料理、裁縫の類も苦手ではない。ただ「雑」ではあるので、もしかしたら客観的には「不器用」かもしれない。

このあたりの自分で思っていることと外から見たらどうであるかは、発達障害が関係なくてもなかなか難しいことである。DCDは私の場合、球技やダンス、反射的な運動など、目で見た情報と体の動きを連動させるのが難しいことに最も現れる。このあたりは学校を卒業すれば機会がなくなって困らなくなったが、たとえば多人数で出かけて卓球やバトミントンをやろう！　みたいなときにちょっと困る。

食品や化粧品やいろんな回して閉める蓋が閉まらないのは、地味ではあるが、何回やってもいつまでも閉まらなかったりして困る。なんで？？　と何の変哲もないジャムの瓶と何分も格闘する。口の小さい化粧品や歯磨き粉など蓋がなくてもそれほど困らないものは、閉めないことになる。蓋は行方不明になる。

日本は開けやすいパッケージについては世界の中でもたいへん進化した国であり、スクリュー方式の完全に離れる蓋ではなく、一部がくっついていて片手でぱかっと開けられる蓋や、両側から力を加えるとぷちっと開くキャップ（歯磨きのチューブに多い。こうやって開くキャップになりました！　というCMを覚えている）が多くなっていて助かる。それでも、一部がくっついていてぱかっと開く方式の蓋は開けっぱなしになりがちである（くっついているので行方不明にならないし、数時間後にはまた開けるのだから閉めなくなりがち。口径が大きいものや冷蔵庫に入れるものは閉める）。

ADHDの生活上の工夫をたくさん書いてあって参考にさせてもらっているブログ（呉樹直己さんの「敏感肌ADHDが生活を試みる」）で、化粧品は全部ポンプ式にしていると書いてあり、私も全面的に賛成である。それなのに、ポンプ式がなかなかなかったりする。高級になるほどポンプ式はなく、開けにくい率が上がる。ポンプ式の利点は蓋の開け閉めがないことに加え、本体を持ち上げたり動かしたりする工程がないことも非常によいので、増えてほしい。ADHDには、小さな工程であってもとにかく減らすことが重要。

水筒のスクリュー式の蓋を閉めたつもりが閉まっていなくて（斜めになるんですね）、リュックの中のいろんなものが水浸しになったこともある。幸い中身が水だったので被害は最

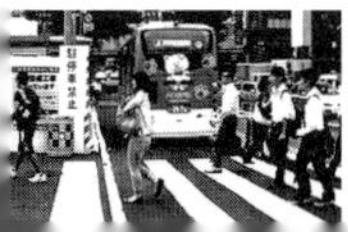

小限に抑えられた。

＊服が後ろ前

Ｔシャツやセーターなど衿がなく丸首のものは後ろ前になりがち。脱いで確認してもう一度着てもやっぱり後ろ前。発達障害の検査で視覚認識が弱めだったのは、こういう部分かもしれない。脱いで確かめて着てもまたもや後ろ前なのはどういう仕組みなのか自分でもよくわからない。鏡を見ながら髪を整えるのも難しいし、任天堂のゲーム「マリオカート」でマリオがこっちに向かって走る場面ではまったく操作できなかったので、上下左右を脳内で処理するどこかに難点があると思われる。

服の違和感には気づきやすいので、後ろ前のまま出かけることはほぼないが、三回ぐらい着直すのは地味に面倒というか、何をやっているのかという気分になりがち。

＊方向感覚

先述の「マリオカート」の例でもわかるように、地図が進行方向になっていないとわからないタイプである。運転はできないが、カーナビがないころに弟が運転する車の助手席で地図を開いて方向を変えていると「回すな回すな」と止められた。見た目がそっくりで共通点の多い弟が、進行方向によって向きを変えるより固定していたほうがわかるタイプなのは興味深い。

地図を回すタイプの人は方向音痴という言説が根強くあるが、私はいわゆる方向音痴ではない。地図を読むのは得意である、というか、地図を二十四時間見ていても飽きないくらい好きで、大学の専攻は地理学で地図関連の授業や実習も多く受けたがそこでも間違いや不得手なことはなかった。

方向音痴ではまったくなく、知らない街で迷子になってみたい、などと思うほどである。しかし、それは「俯瞰」が可能な場合に限られる。

脳内にグーグルマップのようなものがあり、点が移動している。そのイメージを持てるなら迷わないが、その視点が持てないとまったくわからなくなる。

ファミコンの初期に「ポートピア連続殺人事件」というゲームがあった。殺人事件を捜査するアドベンチャー型のゲームで、しかも今思えば叙述トリックものだった。目から入った情報に反射的に反応することが不得手な私は当然テレビゲームのシミュレーション系はすぐ死んでしまうので、できるファミコンのゲームはこの「ポー連」と「ゴルフ」だけだった。

弟がやりかけていた「ポー連」の途中を、弟が塾かなんかに行っているあいだに引き取ってやっていたときのこと。地下の迷路をクリアしなければならないのだが、そこで何時間も出られなくなった。迷路は俯瞰方式ではなく、自分がその場にいる目線の画面で、つまり壁があるだけのところを進んで行かなければならない。それまでにも弟や友人がそこをクリアするのは見ていて、それほど難易度が高いはずはないのだが、何度どっちに進み直しても出られない。当時は「セーブ」機能がなく、弟がやっている途中だったため、停止することもできずに迷い続けた。恐怖だった。

屋外は迷わないが、建物の中は迷いやすい。ＩＫＥＡも迷いポイントが高い。

二十代のころ、大阪のアメリカ村にあったＮＹＬＯＮという洋服屋の地下の店舗で出られな

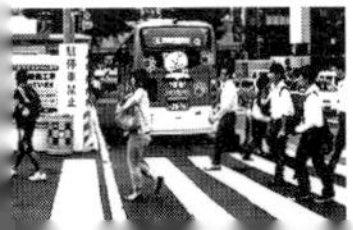

くなったことがある。地下にあるために、窓や通りに面した開口部がなく、階段からの入口は目立たない。高い棚が並んで視界が遮られ、出口が見つからなくなった。

初めて訪れる外国の街でもなんの苦もなく移動できるのに、テニスコートほどの広さの四角い店の中で一時間ぐらい迷った。出口どこですか、と店員さんに聞けばよかったのだろうが、ここでも「助けを求められない」モードが作動していたので、どうしようもなかった。

相対的方向（右、左）が苦手なので、東西南北がはっきりしているほうが得意なのかもしれない。大阪も京都も神戸も奈良も街の構造が東西南北とかっちり結びついていて、そこで育ったせいかもしれない。北へ行くのは上るで、南は下るなのだ。東京はそうではないので、住み始めたころは難しかった。タクシーで「この先を西へ」と言って通じなかったりする。「○○へ向かって右側」は相対的方向なので難易度が高い。

◐

地味に困っていること、を考えると、たとえば「方向音痴」や「迷子」と一言で言った場合にも、その中身は多様であって、その中のどの部分がなぜ難しいのかを考えることになり、「どの部分が」「なぜ」を考えることがその解決や手助けにとって重要なのであり、でも学校の授業やあらゆる教える場でそこがあまり重視されていないのではないか、と思ったりする。

「どの部分が」「なぜ」を考えるのが私は好きであり、方向音痴の人に話を聞くのが好きである。身近にかなりの方向音痴の人が何人かいるが、確信を持ってどんどん進んでしまう人、全体の認識（俯瞰もあれば、大まかな方向感もある）が難しい人、時間によって変化するものを目印にしてしまう人など、いろんなタイプがある。

余談❶ 目から入った情報と体の動きを合わせることが難しい経験として思い出すのもテレビゲームだ。「ファイナルファンタジーⅣ」だったと思うが、これも弟がやっていたのを横からちょっと代わったときのこと（基本的にゲームは全般に操作も苦手だし、あまり興味も持てない）。洞窟のドアをその横に付いているボタンを押して開けるという場面。ボタンが光っていたか動いていたか、それが真ん中でぴったり合ったときにキャラクターの手を動かして押すと開く。……はずなのだが、何回やっても開かない。二頭身のキャラクターが短い両腕を一度に振り下ろす動作がかわいくてよく覚えているが、ほんとうに何度やっても開かない。それほど難しいものではないので適当に押したってまぐれ当たりしそうなものだが、目からの情報があるためにかえってずれてしまうのかもしれない。結局このときも三十分ぐらいやってあきらめた。

余談❷ 弟は双子と言っても通るくらい若いころはそっくりで、体質が似たところも多いが、喘息ではなかったし運動も苦手ではなくスポーツ系の趣味もある。テレビゲームも全般に得意で、車の運転も難なくこなしている。発達障害は遺伝の要素もあるというが、個別の要素のほうが大きいように思う。

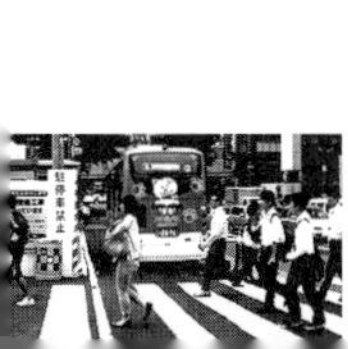

余談❸ 地図帳は回すが、駅などに掲示してある地図が北が上でないのはたいへん混乱する。北が上になっていてほしくて、それに対して自分が体を傾けて方向を調整したほうがわかる。ついでに、駅や電車内にある路線図が北が上の地図と合っていない場合も異世界に迷い込んだぐらいの違和感がある。

余談❹ 蓋が閉められないのは「地味に困っていること」だが、先日「まあまあ困ること」に展開した。サラダスピナーの蓋が開かなくなった。開かなくなると使えなくなるので困る。ここで私はその開かないものを破壊しがちだ。買ってきた日や使う前に物を破壊してしまうことはときどきある。あ、ばきっていうた、と思うとどこか折れている。

8 ／ ＡＤＨＤと薬

ＡＤＨＤの診断を受けた直後からコンサータという薬を飲んでいる。

ＡＤＨＤに適応される薬は三種類ほどあり、それぞれ効き方や服用の仕方が違う。コンサータは、多動と不注意ではどちらかというと不注意に効果があるとされる。その前に使われていたリタリンが覚醒作用が強く乱用の問題が起きたため、コンサータは徐放性製剤という特殊な形状の薬剤で、朝飲んで十二時間だけ一定の効果が持続するように作られている。処方には制限があるし、服用する人は登録証を作らなければならない。

診断を受ける前、ＡＤＨＤの人が書いたエッセイやツイートなどを読んで、服薬を試してみたいとは思っていた。基本的に好奇心が強いし、人の身体感覚を体験したい気持ちがとてもあるので、「頭の中がすごく静か」「定型の人はこんなに頭の中が整理されているのかと驚いた」などの感想を読んで、どんな感じか知りたかった。

最初の一錠を飲んで約二十分後、頭がすっきりしているとは感じた。常に後頭部にくっついていたもわもわしていたものがない！　という感じがした。そして、目が覚めている！　という感覚を三十六年ぶりに実感して、これはすごいと感動した。

しかし、おおまかに言ってそれだけである。

後頭部にくっついていたなにかはなくなった感じがするが、どっちかというと肩こりがすっ

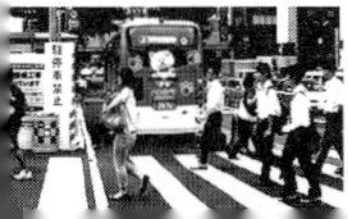

きり的な感覚で、頭の中が静か、整理されているとはそれほど感じない。

診断をした先生からは「今何をすればいいのかわかるようになりますよ」と言われていたのだが、うーん、そうかなあ、という感じだった。

その後、週に五、六日は飲んで、昼間眠くない、映画を見ても眠くないことはほんとうに劇的に私の生活を変えて、すごく快適ではあるのだが、眠くない以外にたいして変わらんなあ、というのもまた正直なところだった。眠くない感覚があまりに衝撃すぎて他が感じとりにくかったのかもしれないし、頭のもやっとした重さがすっきりした感じ、というのが他の人の「静か」なのかもしれないけど。

今はコンサータの三段階ある用量のいちばん少ないものを服用しているので、増やしてみれば変わるかもと試したが、副作用である動悸がより強くなってしまって、元に戻した。

◐

その状態で一年半以上が経過し、頭の中は相変わらずあれこれ同時にしゃべり続けてる感じで、私には眠気以外にはそんなに効果ないんやな、と折り合いをつけていた。

このあいだ、複数の原稿の締め切りが重なって一日でかなり書いた。複数の別のことを考えたり書いたり実行したりというのは、一つの原稿を多く書くよりもかなり疲れる。

翌日、昼近くまで眠っていたのもあり、コンサータを飲まなかった。

そのまま夕方までぐだぐだしていた。

まだ仕事は複数あるし、やらなければならない用事もあるのだが、なんとなく取りかかれない。毎日服用していると一日飲まなくても薬の効果はうっすらあるので以前のように何度も何時間も寝てしまうということもないのだが、うとうとしつつツイッターや通販サイトを見続けてしまい、時間ばかりが過ぎていく。

いつものことと言えばいつものことなのだが、それにしてもなににも取りかかれない。

もしかして、これか？

コンサータが効いていない状態、デフォルトの私の脳内ごたごた状態はこれなのか？

とようやく思った。

劇的に頭の中が静か！　思考が整理されてる！　みたいな感覚を体感することはなかったので、差がわからなかったのだが、確かに薬を飲んでいるときはぐだぐだ度がもうちょっとはましだ。コンサータが効いているときは二割ぐらいできるところが、飲まないときは一割以下になる感じ。劇的な変化はないがいちおう飲んでるときはましということかー、うーん……。

つけ加えるなら、効果があったっぽい行動が「忘れ物に気づいても時間に遅れそうなら取りに帰らない」のような、「できた」と「できない」が入りまじっていることなので、実感が薄いのかもしれない。それに、「脳内が静か」になることでアイデアが湧かなくなったり、私の仕事だと作風が変わる可能性があったりするようだが、そちらもなさそうなのはよかったかなと思う。今のところは、だけど。

アメリカの病院を舞台にしたテレビドラマ『シカゴ・メッド』のシーズン6がHuluに入っ

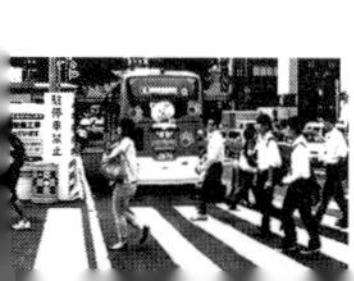

たので観ていたら、入ったばかりの研修医が仕事をこなせるとアピールしなければならないプレッシャーのために、他の患者に処方されたアデロールを盗んでこっそり服用し、抜き打ちの薬物検査で困ったことになるエピソードがあった。

別の病院ドラマでも似たような話があったし、アメリカでは試験前の学生や激務の人がアデロールを乱用するのはよくあることなのかもしれない。以前はリタリンだったのが、いつのまにかアデロールになっているが。

コンサータにしろアデロールにしろ、効いているあいだは覚醒作用があるだろうが、その分の体力が湧いてくるわけではない。

ドラマの登場人物のようにアデロールの作用で勉強や仕事をして睡眠時間を削っていれば、依存が起きたり体調が悪化していくのは容易に想像がつく。

私の場合は、昼間起きていない＋夜熟睡できていない状態が、コンサータの使用によって昼起きている分だけ夜熟睡できるになったわけで、以前よりもしっかり睡眠を取らなければと意識するようになった。

コンサータが効いて起きている時間が増えたので、そのあいだに仕事なり家事なりできることが増えたが、できると思ってあれこれ詰め込むと反動がつらい。三日連続で出かける用事を入れるとそのあと数日ぐったりしてしまうし、休薬日なく飲み続けていると体力が足りなくてかなりだるい。薬を飲んだからといってあれもこれもできるようになるわけではないのは、早い段階で実感した。

コンサータは十二時間作用すると決まっているので、不便だなと思うことはある。

午後は仕事をしたいが、前日疲れていて午前中は眠りたいというようなときには、飲もうかどうしようか迷う。午後一時に飲んだら午前二時ぐらいまでは眠れないのだ。六時間タイプがあったらいいのにと思ったりする。しかしそんなに都合よくはなってくれないのやろうなあ。

アメリカのドラマを観ていると、近年はとにかくオピオイドの乱用が深刻な社会問題になっている。オピオイドは強い鎮痛剤で、本来は病院で処方されるものである。大きな怪我などでオピオイドを使い、そこから依存症になって違法に入手したり、別の薬物へと移っていくことが多いようだ。アデロールも依存のきっかけになる薬物としてとらえられているらしい。

コンサータはアデロールほど強くないものの（服用したことはないし、経験者の話を直接聞いたこともないので実際にどんな感じかはわからないけど）、飲み始めてみると「依存」のイメージが変わった。それまでは「依存症」というと薬が切れるといても立ってもいられなくなり「薬をくれー」となるような一昔前のドラマにありそうな場面を、偏見だと知っているのに、やはりなんとなく想像していたのだろう。

今の私の実感では、たとえば一日イベントに参加するときや締め切りが迫っているときなどに、「飲まないと不安」が発生する。前なら薬を飲まなくてもなんとかなっていたのに、と思う。そして、あ、これが「依存」の初期状態なのかな、と感じた。なくてもいいときも、ないと不安。身体的な依存と精神的な依存はまた違うことだが、精神的な依存の入口はこんなのかもしれない。私はちょっと心配しすぎとも思うけど。

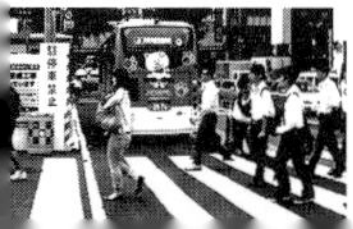

なんとなく、世間一般に、薬（特に化学物質）を飲むのはよいことではないというイメージというか価値観が、あると思う。自然でないものを体に入れるのはよくないとか、副作用とか、いろいろな不安のせいか、薬を飲まずに治すことがよいと思われたりする。

ＡＤＨＤの薬に関しては、病気の薬のように原因を治すわけではないし、覚醒作用があるというのは誤解やマイナスイメージを生んでしまう。その作用で勉強がはかどるなどと言うと「ずるい」とドーピング的な受け取られ方もしたりするのかなと思う。

私自身、コンサータを飲んでいる状態を人に説明するのは難しいなと思いつつ、試行錯誤してきて、いちばんわかりやすいたとえは眼鏡かなと考えている。

視力が悪くて、教室で黒板の文字が見えづらいから眼鏡をかける。それはごく普通のことと思う人が多いだろう。眼鏡をかけたことで、見えにくかった文字が見えるようになる。難しい漢字がくっきり読めるようになったからといって、知らなかった言葉の意味がわかるわけではないし、文章がすらすらと理解できるわけではない。

それでも、文字がぼんやりした状態ではなにが書かれているかもわからないので、眼鏡をかけてくっきり見えることでできることや理解できることは増える。そこまでの道のりや労力がちょっとは減る。そんな感じで手助けになるものが、ＡＤＨＤの薬の効果だと思っている。

適正な眼鏡をかけていなければ余計疲れるし、眼鏡をかけたからといって酷使すれば疲れる。たぶん、そんな感じです。

9 ワーキングメモリ、箱またはかばん

ADHDおよび発達障害のある人に向けた対策を書いた本はいくつも出ていて、そこにはたいてい「ワーキングメモリが少ない」ことについて触れられている。

わたしも「ワーキングメモリが少ない」ことで起こる様々な困難に関しては思い当たるところがあり、そこで提示される対策をやってみたりした。予定や買ってくるものなどをまめにメモするとか目立つところに書いておくとかチェックリストをつくるとか。役立つことはいくつもあったが、なんとなく腑に落ちない気もしていた。

検査を受けた結果、私はむしろ「ワーキングメモリが多め」の特性を持っていた。

しかし、それに比べて情報処理速度が遅いので、「ワーキングメモリが少ない」場合に似た困難が生じているようなのだ。

パソコンを購入するときのスペック比較でたとえると想像しやすいのではないかと思う。メモリを増やしても処理速度がそれに見合っていない。情報量が多すぎて画面上で青い輪っかがぐるぐるしている状態、フリーズしやすい感じ。私の脳内ではこういうことが起こっているのだろうと思う。

さらに、実物のパソコンで動きが遅くなったり止まったりした場合、私はたいへんに「いらち」（共通語で言うところの「せっかち」が近いが、それよりはもう少し外の現象に向かって

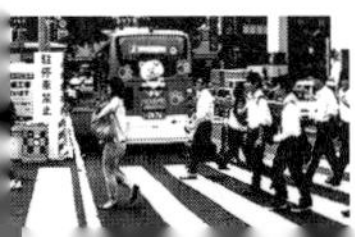

いらいらしやすい感じ）であるために、そこで何度もキーを押すとかクリックするとかがちゃがちゃと触ってしまい、余計に事態が悪化しがちである。これもなんとなく、脳内や行動においても似たことをやっている気がする。

◒

もっとシンプルにまずイメージしたのはかばんである。

大きいけどざっくりしたかばん、ポケットはないか少なく、小分けにもされていなくて、なんでもかんでも放り込んでしまうかばん。それが私のワーキングメモリに近いように思う。目についたいろんなモノが気になるから、ついつい手に取ってかばんに入れる。実体としての私もそうである。映画のチラシだとか配られている無料サンプルとか、余ったお菓子だとか、だいたい持って帰る。

出かける準備をするときも、気になってあれこれかばんに入れる。家を出るぎりぎりになってから、雨降るかも→折りたたみ傘、暑いからエアコン効きすぎかも→羽織り物、待ち時間あるかも→文庫本、のような感じで増えてしまい、そして持って行こうと思っていた友達へのお土産を忘れる、あるいは出がけにポストに入れるつもりだった郵便物はかばんの底のほうでよれよれになっている……。

その詰めすぎたかばんを持って出かけた先では、財布や携帯を手を突っ込んでかき回すがなかなか見つからない。肝心のモノがない。あるのはわかっているのに出てこない。

実体でも、脳内でもだいたいこのような感じ。違うモノばっかり出てくる四次元ポケットであり、これが「話が飛ぶ」の一因でもある。

ＡＤＨＤの忘れ物対策として「同じかばんに固定する」もよく書かれているが、私には向いていない。かばんに次々入れてしまうし、入れたモノのことを忘れるので、ごみが溜まっていく。紙くずぐらいならいいが、飴が中で溶けてくっついているとか人からもらったものがぐちゃぐちゃになったりする。

小学生のころは、よく例にあがる給食のパンも定番だった。これはむき出しで入れてあると乾燥してかきかきになるだけだからまだましで、気を遣ってビニール袋に入れるとカビが生えたり傷んでどろどろになるので始末が悪い。

小学生当時、最も事故ったのはみかんである。みかん、傷みますね。

給食のを持って帰ったのもあるし、友達の家に行くと大阪なのでそこのおばちゃんが「これ持って帰り」とみかんを渡してくれる。入れたまま三、四日もするとかばんの底はカビと腐敗物の海になる。小学生の六年間にいくつかばんをだめにしたことか……。

同じかばんを使い続けても、かばんを使い分けてもそれぞれ放置するので、この事故が起こりやすい。

私の結論としては、家に帰ったら使ったかばんをひっくり返して全部出す。かばんを替えるたびに全入れ替え。これが確実です。忘れ物防止のためには、財布や薬などの必須セット、仕事時の名刺やメモセットなど、持ち物セットをいくつか作り、それを入れ替える。そのセットはポーチやバッグインバッグを使用しますが、当然これも中身が溜まる問題があるので、透明もしくはメッシュ素材で中身が見える状態にする。これでだいぶましです。

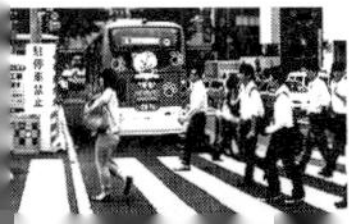

同じかばんを毎日使うのが難しいのは、これもADHDの一環かもしれないがたいへんな飽き性なので、飽きる。違うかばんを使いたい。服が違うと違うかばんにしたい。これはもう人からしたら「知らんがな」であろうし、自分自身よく理解しているので、ではその「違うかばんを使いたい」のためにどうすればいいかを考えてやってみるしかないのですね。

そしてこれを繰り返しているうちに、持ち物を多少は減らしたり、なんでも持って帰らないようにしたりができるようにもなってきた。

◐

実体のかばんはそれでいいが、ひっくり返して全部出すのも、小分けして入れ替えるのも、脳内では難しい。

脳内に関しては「入ってくる量を減らす」だと思う。

とにかく、あらゆるものが情報&刺激として私に入ってくる。視覚、聴覚、触覚……。ちょっと外出しただけで高解像度無選別の大量データが流れ込んできて、落ち着かないし疲れる。外で仕事も読書もできないのはこの現象のせいで、たとえばカフェに入ったらメニューは全部読んでしまうし（毎回同じものを注文することができない。結果同じものになるとしても全部見て迷ってから決める）、店内も窓の外も気になるし、とにかく音がすさまじい。店員さんの声、レジの音、コーヒーマシンの音、BGM、隣の人の会話が濃淡なく飛び込んできて全部聞いてしまい、それについていちいち感想が湧き出てくる。

なので、仕事も本を読むのも、見慣れた自宅の中で無音に限られている。数年前に、洋服やインテリアの生地の模様や色も情報過多なのだと気づいた。目に入るだけで脳のメモリーをどんどん使って重くなる。ほんとうは色柄もの、しかも変わった柄が好きなのだが、カーテンもクッションも地味な色の無地、服も色柄質感がなるべく邪魔にならないものにした。

スケジュール帳に書く（クラウド上に記録する）のは、忘れないためでもあるが、忘れるためでもある。脳の外部に出してしまうことで、脳内の負担を減らすのだ。

かばんと似た困りごとに、部屋の片づけがある。

おしゃれなインテリア、収納の実例写真など見ると、真っ白でシンプルな同じデザインの箱がずらっと並んでいたりする。

私はこれではものすごく困る。

まず、中身が見えない。視界に入らないものは存在から消える、というのが発達障害の人によくある現象である。

真っ白の同じ箱が並んでいたらそれは箱でしかない。

さらに、蓋を閉める動作があると、開けて出すことができなくなる。入れるときはモチベーション、インセンティブが働くが、探すときは面倒なので開けない。結果、溜まっていくだけの魔界が大量発生するだけである。

中身をシールに書いて貼るとか写真を撮って貼るとかが提案されているが、ＡＤＨＤの私がそんな面倒なことをできるわけがない（これが得意なＡＤＨＤの人もいます）。あと、私の場

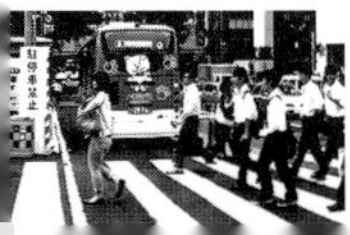

合は文字で分類を書いて貼っても、文字では認識が難しいと思う。ビジュアルで示されないと、わからない（という現象をツイッターで書いている人がいた。探し物をするときに「めがね」と言葉で思うとだめで、探している眼鏡の具体的な形状をイメージして探すと見つかる。めっちゃわかる）。

というわけで、収納はとにかくオープンに並べる。本棚はもちろんだし、洋服もできるだけハンガーで吊す。

その次に引き出し式。引き出しは蓋付きに比べると動作が一つでよい。さらに半透明にして中身が外からだいたいわかるようにしている。無印良品の半透明ポリプロピレンが最強です。

食べものも、ガラス容器に入れる。

陶器やホーローなど中身が見えないものにすると意識から消えがち。中身が入っているのに洗って片づける状態にある容器だと誤認して、カビの培養をしてしまったことが何度かある。

そう、カビの培養は得意である。

いろんなものにカビを生やしてきた。

始まりは小学校一年生の夏休み。

終業式は手提げ袋で行くというのを知らなかった私は、クラスで一人だけランドセルで登校し、夏休みのあいだ持って帰るものを全部そこに入れて帰った。学校に行かなければ使わないから、そのまま開けなかった。八月三十一日、明日は登校という夜に、ランドセルを開けた。深緑色の謎の物体になっていた。七月二十日に持って帰ったものの中に濡れた雑巾があり、夏休みの四十日間をかけてカビを育てたのだった。

洗ったが、ランドセルの内側は緑の水玉模様のままで、四年生ぐらいまでそれで通学した。以来、カビは身近な存在である。

◓

一般に「ダメな女子」というのはどうも「女子力がない」ことであって、身の回りのことがあまりできないことではないのだなあ、と小説を書いていて理解した経験がある。『寝ても覚めても』（河出文庫）でカビのエピソード（複数）を書いたら強めの拒絶反応がけっこうあった。当時は「ダメな女子」をモチーフにしたフィクションが流行っていたりしたのだが、それは化粧やモテファッションをしない、もう少し広げてもずぼらやものぐさということであるらしく、生活の「ちゃんと」「きちんと」部分に対しては世間は厳しいなあと思った。『寝ても覚めても』は、視覚情報がフラットかつ大量に入ってくる感覚を書こうと試みた小説でもある。

カビに親しみがある人としてお知らせしたいのは、意外かもしれないがお茶はカビが生えやすいこと。お茶が残ったままのコップも水面にカビが生えるし、出がらしの葉っぱが残った急須やポットがかなりのカビ天国。お茶っ葉自体というよりも、お湯で入れたあとほどよい湿度と温度が保たれるのが要因かもしれない。

急須を開けると真っ白い山ができているのを何度も経験して学習し、コップも急須やポット類も全部ガラス製で中身が一目瞭然なものにしてある。

と思ったら、先日は茶筒の中のお茶にカビが生えるという新体験をした。高級紅茶店のデザインがかわいい茶筒（金属製）を長く使っていたら底が錆びて水が入り込んだらしい。なんか

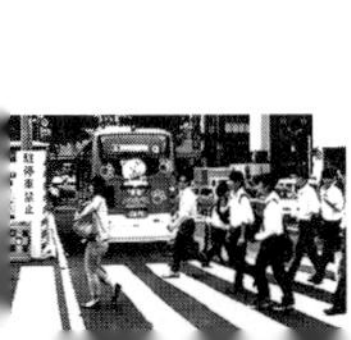

茶葉が固まってる？　と思ったらカビに制圧されていたのであった。何歳になってもまだまだ新しい体験はできるものだ。
天然皮革のかばんや靴もカビが生えるらしいですが、これはやったことがありません。なので、「なにかやりがちポイント」と、「そこはできてるポイント」の差があるのやろうなあ。

余談❶　スケジュールについては覚えられる以上の予定を入れるとできないので覚えられる範囲だけにする、というのが経験上の対策でもあったが、年齢的に記憶の出し入れがスムーズにいかなくなってきたのを感じて書くようにしている。手描き派なのは、デジタルは開かないと見えないので忘れるから。スケジュール帳は机の上で開きっぱなしというか、机の真ん中、今も目の前にある。忙しくなるとスケジュール帳に書くのを忘れるという難点がある。

余談❷　終業式に一人だけランドセルで登校してしまった話。一人だけ知らなくて持ってこない、違うところに行く、行かない、違うことをやる、などはしょっちゅう経験があるのは、「プロローグ」のパラレルワールドエピソードに書いた通りで、もちろん私自身の特性がいちばんの要因である。それに加えて、特に小学校時代のことでは、親がそれを知らないことも理由であると思う。私の母は、当時としては少数派のフルタイムジョブ、自分の店を経営して多忙であって、保護者同士の会話の機会もあまりなかったと思う（ということは、終業式にはランドセルで行かないというのは明確な指示ではなく慣習的なものだったのだろうか)。

私は子供がいないが、周りの子供がいる友人の話を聞いたり子育て中の人向けの記事など読んでいると、親が持ち物を用意したり宿題を見たりしないといけないと知ってかなり驚いた。小学生になったら全部自分でやるものだと思っていたし、私の家では親が準備や勉強を手伝うことはほぼなかった。もちろん、お金をもらって買わなければならないものやイレギュラーなものは親に頼まなければならないが、それにしたって私が頼むという行動がまずあった。

コロナ禍初期に突然臨時休校になったとき、親が家で勉強を見ればいいという人がかなり多かったのにも疑問を持った。小学生の算数とか教えるのめっちゃ難しくない？？？ドリルの答え合わせぐらいならまだしも、割り算とか分数とか教えられる人かなり限られてると思うけど？？？

学校でやることのいろんなことが親に、しかもかなり曖昧な形で任されているのは、家庭環境に子供が左右されてしまうし、もう少し考えるべきなのではと思う。親がやることがあるのならこれとこれをこういうふうにやると明確に指示を出したほうがいいし、親が手伝わなければできないことを子供に曖昧に指示するのもよくないと思う。アイオワ大学のプログラムに参加中、地元の高校を訪問したが、アメリカの学校は基本的に学校で使うものは学校に置いてあって、これでいいやん、と思いました。

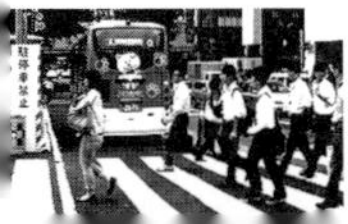

10 線が二本は難易度が高い

地味に困っていることなのか、私の人生の最大の問題なのか、たぶん両方なのだが、コミュニケーションの線が二本になったら難しい。

発達障害の診断を受けて以来、自分でできる生活や仕事状況の改善は少しずつ進んできたのだが、その分いっそうコミュニケーションの困難さが際立つようになってしまった。

これはできるけど、これはものすごく難しい、というのがはっきりしてきて、とにかく私は、他者とのコミュニケーション、特に交渉要素を含むものにものすごく困難を感じる。

コミュニケーションが難しい、人見知り、などと言ったとき、イメージされるのは、人と目を合わせられないとか初対面の人とは話せないとか雑談ができないといった状況が多い。自分では使わない言葉だが「コミュ障」という言い方が世間に広く流布しており、どちらかというと社交的でない、友達が少ない、などのイメージで使われているのかなと思う。これもまたいとは思わないので使わないが「キョドってる」みたいな、人の輪の中で不自然な言動をしてしまうのもよく想像されるかもしれない。

コミュニケーションが難しい、にもいろんな種類がある。

私はよくしゃべる。

雑談もできる。

どちらかというと、しゃべりすぎ、雑談も自分の興味のある話だけをしがち方向の課題がある。

小学校、中学校あたりでは、人の輪に入ることやあまりよく知らない人としゃべるのがたいへん難しかったのだが、それで様々な困難な状況に陥ったため、高校ではがんばろうと思い、とりあえずその場では適当なことをしゃべれるのだけは身につけた。それから、どうも女の子たちがごく当たり前にやっている気遣いが難しく、人に合わせるのがよくわからないことで浮いてしまう、不用意な言動で気持ちを害してしまうらしいことがわかったので、コミュニケーションの努力と並行して最初から「私は変わった人」枠として言動がずれていますとアピールすることにした。これはよくない面もあっただろうけど、おおまかには役立った。

動きが鈍いので鬼ごっこ等では常にごまめ（関東ではおみそ？　みそっかす？）だったが、その人間関係版という感じだろうか。

そんな感じでどうにか表面上は保っているが、ぽこぽことつまずくところがあって、難しい。適当なことをしゃべるのはできるが、用事を言うのは難しい。「尋ねる」になると難易度が格段に増す。さらに、線が二本になるともう無理だ。そこでストップしてしまう。

線が二本とはなにか。コミュニケーション先が二か所とか二方向以上になること。

Aさんに予定を聞いてからBさんに返事をする。

AさんとBさんからある一つのことに関して同時期に尋ねられる。

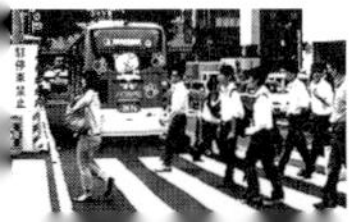

Aさんから「Bさんに聞いてみて」と言われる。
Aさんからの質問をBさんに聞いて、Aさんへ直接連絡してくださいとBさんに言う。などである。線が一本でもかなりハードルが高いので、二本以上になるともうどうしていいかわからず、脳がフリーズしてしまう。

LINEのグループでのチャットも難しすぎる。即返信が基本のLINEは自分には無理だと思い、長らくアカウントを作っていなかったのが、イベント事の連絡のときに誰かが私への連絡係にならないといけないことが続いて、五年ぐらい前にようやくアカウントを作った。始めてみると、グループではあまり返さない人も他にいるとわかってほっとしたのだが、個人のほうは苦手なままだ。

ずっと困っているのが、CCのメール。あれがほんとうに何を書いていいのかわからなくなる。誰に向けてどう話せばいいのか、ものすごく難しい。難しいのでご迷惑をおかけするとは思いつつ、難しすぎるときは一人にだけ返信にしたりもする。返さないよりもましかなと思っているのだが、どうだろうか。メインの宛先が複数になるとそれもできず、簡単な返信を書くのに何時間もかかってしまう。

こういう話をすると、文章を書くのが仕事であんなに書いてるのに、この本も人に頼まれてもないのに長々と書いてるのに、と思われそうだけれども、特定の人に対して書いているのではないから書ける。

エッセイだと少しは想定した人に向けて書いている感がなくはないが、小説になると小説としての言葉であってコミュニケーション要素が限りなく薄い。それで私は小説を書いている。

メールやSNSにしろ対面にしろ、線が二本以上のコミュニケーションは、私にとっては縄跳びのダブルダッチみたいな感じだ。

二人が二本の縄の端を持って高速で回転させているところに次々と人が入っていってリズミカルに跳ぶ。なんでそんなことができるのかわからない。私は一本の普通の縄跳びもできなかった。

ダブルダッチの動画を検索すると世界大会の出場チームなどがたくさんあると思うので見てみてほしい。そこに自分が入るのは無理だと思うと思う。私にとっては、Aさんの予定を聞いてBさんに伝えたりLINEの返信をしたりCCのメールを返信したりするのは、それと同じような高度な技に思える。実際は縄の中に入っていないのに近くに立って話していっしょに跳んでいるかのようにふるまうことはできるときもあるが、なにかの拍子にズレが大きくなって妙なことになったりする。


ずいぶん前に、どこで聞いたか忘れたが、コミュニケーションが苦手な人にとっていちばん難しいのは、初対面の人ではなく、中ぐらいの関係性の人だという。ものすごく納得した。ごく親しい人は気にせずにしゃべれるし（それでも線二本以上のメッセージはなかなか返せなくてごめんなさい）、初対面やその場だけの関係の人は適当にしていればいいから話せる。職場の人、親しくはないがときどき会う人、親戚、近所の人……、そういう中ぐらいの関係の人は、気軽には話せないし、この先のことも考えてしまって余計にハードルが上がってしまう。

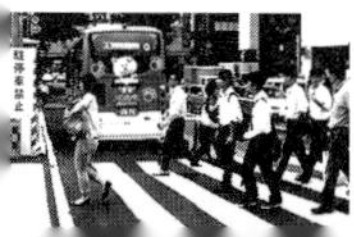

さらに言うなら、私にとって難しいのは人間関係の維持である。連絡するのが難しいし、線が二本以上みたいなことやちょっと複雑なことがあるとフリーズしがちでものすごく時間がかかってしまう。

親しい人でも、しゃべっていて盛り上がったりこれをあの人に言いたいなどと思えば思うほど、周りの状況が見えなくなるというか、頭から抜け落ちがちで、自分の話したいことをずっとしゃべり続けてしまうし、相手の都合や感情を考えずに不用意な発言をしてしまうことがあり、今までに何度か深刻な人間関係の破壊をしてしまったことがある。

その経験によって、また次にやってしまったらどうしようとさらにコミュニケーションに難しさを感じる。

というようなことを書いて、相手にわかってほしいと都合のいいことを思ってはいない。その人にしてみれば、私は単に連絡を返さない人であり非礼な言動をする人で、それはその通りだと思う。

ではなぜ書いているかというと、どうにかましにできる糸口を探したいし、似たようなことで困っている人になにか役に立つ部分があればと思っている。

そしてこうして書いてみてわかってきたが、私は興味あるトピックや相手と共通する物事についてしゃべることはできるかしゃべりすぎるが、私自身が誰かと相対《あいたい》して何事かを伝えたり話し合ったりすることには困難を感じるようだ。私の多動が外に出るのは主に「しゃべる」なので、コミュニケーションに困難を感じているとは見えないかもしれない。

11／励ましの歌を歌ってください

「地味に困っていること」（五六頁）を書いたあと、他にも日々地味に困ってることあるけどどう書こうか、と考えていた。

というよりも、一日の生活が地味に困っていることの積み上がりで構成されていて、なんなら朝起きてから寝るまでの行動の一つ一つに「地味に困っていること」がくっついているかもしれない。

そもそも、朝は起きたくないし、夜は寝たくないのである。

そして朝起きて顔洗って歯を磨いて、夜寝る前に風呂に入って歯を磨いてがまあまあ難関やし、と思っているところに高野秀行さんの「コンサータ・トリップ」の第二回が載っている『精神看護』誌が届いた。そこに「私が長らく歯も磨けなければ顔も洗えなかったのは「昨日やったのに、どうしてまた今日やるのか」という反感が強かったからだ」と書いてあり、そうですよね、と頷いた。

私の場合は、昨日やったのに、もあるし、明日またやるのに、もある。蓋を閉められないのも「また開けるのに」と思ってしまうからだ。

生活は昨日もやって今日もやることの繰り返しであるのだが、私はそれがとても苦手だ。コロナ禍が始まったころYouTubeなどで「モーニングルーティーン」動画が流行っていたが、

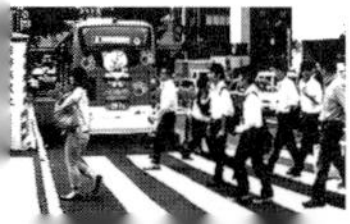

はまって見ている人が身近にも多くいて驚いた。毎日同じことを繰り返すのは、私にとっては飽きるし、やらなければならないこと、予定の類は些細なことであってもすべてプレッシャーになってしまうので、「決めごと」は可能な限り減らしたい。すべての物事を「やってもいいしやらなくてもいい」という曖昧な状態に置いておかないとつらくて眠れなくなってしまう。

一つ一つの行動、作業的なものがなぜにこんなにも面倒なのか。ADHDについて知り始めて、そしてコンサータを服用し始めてからは実感として、仕組みはわかるようになった。脳内でドーパミンという神経伝達物質がうまく働かないようなのである。

私の脳内にもドーパミンはないわけではなくて、それなりに放出されているらしいのだが、受け取る側がなかなか取り入れないとのことだ。放出されたドーパミンは受け取り側が受け取ってくれないと帰ってしまう。コンサータはドーパミンを増やすのでも受け取り能力を上げるのでもなく、帰ろうとするドーパミンの道を塞いでうろうろしている状態を続けることで、そのうちに受け取ってもらおうという作戦らしい。

ADHDに関する本や当事者の人のあいだでは、ドーパミンが働かない現象は「脳の報酬系がうまく働かない」と表現されている。早起きしたり片づけたりするとすっきりするので次もがんばってやろう、とよいサイクルができるのが「報酬系が働いている」状態なのだが、ADHDの場合、早起きしたり片づけたりしてもそんなにすっきり感もなければ、次回やろうとしたときに前回のすっきり感を脳が思い出してがんばる、ということが難しいらしいのだ。すっきり感がそれほどないだけでなく、「イヤ度」のほうが積み上がっていき、一つ一つの行動をやり始めるときのハードルが上がってしまうのである。

蓋を閉めるとか風呂に入るとか、片づけるとか床に落ちているものを拾うとか明日の用意をするとか、まじですべての行動が一つ一つやる気せえへんよなあ、どうしたものか、というようなことを、乗り換えの新宿駅山手線ホームでつらつらと考えていた。

この「考えていた」も、「よし、脳の報酬系について考えよう」と思って考えていたわけではもちろんなく、脳が勝手にいろいろなことを思い浮かべていた状態であり、八月の死にそうに暑いホームで数人の列の後ろに立っていて、私は「待つ」ことがものすごく苦手なのでそこから気を逸らすためにもますます脳が別のことを考えようとしていた。

なんやろなあ、蓋を閉めるとか棚に戻すとかその一つ一つにインセンティブが必要ってことなんやろなあ、

と、私の脳は思った。

そうそう、インセンティブ。ん？ インセンティブって、どういう意味なんやろ、もしかしてカタカナ英語かも（ここで脳の別のレイヤーは、アイオワ大学のプログラム参加中に、スピーチの英訳を日本文学を研究しているアメリカ人の先生に手伝ってもらっていたときに、私がなにげなくコミットという言葉を使い、「それはどういう意味ですか？ 日本の人は最近よくコミットという言葉を使うけどなんかちょっと変な使い方をしています、と言われた場面が思い浮かんでいる）。

どういう意味か調べよっと、と握っていたスマホの『ジーニアス英和・和英辞典』アプリに、ス

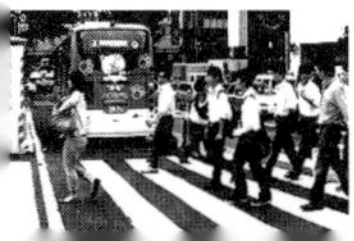

ペルが定かでないので最初は「insentive」と入れて出てこないのでsafariで「インセンティブ」と入力したらビジネス用語でストックオプションとか社員のやる気を出すための仕組みに使われる用語であることがわかり、へー、とビジネス用語の項目ばっかり並んでるけど普段の会話では使わんのかななどと思いながら、そこでわかった正しいスペル「incentive」をジーニアスに入力し直した。

「incentive【原義 …に対して（in）励ましの歌を歌う（cent）誘因となる（ive）】」

と表示された。

それやん！！

「励ましの歌を歌う」！！

私の脳は、励ましの歌を歌ってくれへんのやわ。

励ましの歌、必要なんやわー。

ここで電車がやってきて乗り込み、私は「cent」の語源などを検索しながら（chanson シャンソンとかが関係あるっぽい）このことについて考える。

ADHDでない人、報酬系がうまく働いている人は、風呂に入るのも顔を洗うのも服をハンガーにかけるにも出した本を棚に戻すにも歯磨き粉の蓋を閉めるときにも、脳が励ましの歌を歌ってくれてる。

その歌は脳細胞にしか聞こえない音だから人間本体としては意識していないけど、励まされた脳細胞はがんばって働く。

ADHDの人の脳内では、励ましの歌を歌うコーラス隊が寝てるのかぼんやりしてるのかばらばらに気の向くままの行動をしているのかわからないけど、多少のことでは歌ってくれないので、やる気がしないんよなあ。

でもコーラス隊の皆さんは急に目が覚めたり楽しいことで喜んだりして大合唱するので、「興味のあることだけ突然やり始めて過集中する」みたいなことになるのやろなあ。

励ましの歌、どうやったら歌ってくれるのやろか。

いや、もしかしたらむしろ、励ましの歌なしでも自力で風呂入ったり歯を磨いたりしてるだけでめっちゃがんばってるってことちゃう？

と、私は突然に大発見をした気持ちで山手線を回っていたのであった。


そしてこの大発見（と三日ぐらいは思っていること）が、山手線のホームで待っているときに起きたのがADHDであるなあ、とも思う。なぜだかわからないがインセンティブという言葉が浮かび（普段よく使うわけでもないのになぜ浮かんだのか思い出せない）、意味が気になって検索し、意味よりも前に書かれていた「原義」に閃きを受ける。何年か前から考えていたことと、読んだばかりの高野さんのエッセイと、何年も前のアイオワ大学での会話と、あちこちの時間の流れ、あちこちの記憶、あちこちの言葉と意味が結びついて、発見に至る。

「これからADHDの報酬系について検討する」と思っていたわけではなく、待つのが嫌いだから脳があちこちうろうろ歩き回る中で、離れた点がつながっていく。

そしてその途端、さっきまでやる気がなかった励ましの歌コーラス隊が、一斉に大合唱しっぱなしになるのだ。

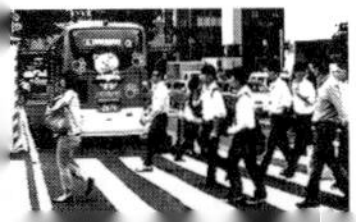

12／さあやろうと思ってはいけない

ドーパミンは脳内で励ましの歌を歌ってくれる存在、という思いつきはなかなか役立ってくれるものだった。

脳内に励ましの歌コーラス隊がいる、と思うと、「できなくてだめな自分」「やる気がわかない自分」「だめなことをやめられない自分」のあいだに、もう一段階作ることができる。「だめ」と「自分」を直結させないで、コーラス隊がちょっと困った感じ、と思うと気持ち的に余裕ができる。

前項で紹介した高野さんの文章の中に「ＡＤＨＤの人は子供だから」とあって、それはそうだとは思う。外から見た行動としては子供だし、猫とか動物に近い部分もある。

ただ、いちおう大人が「子供なので」と言うと、言い訳的に感じる人もいそうだし、本人も落ち込むタイプの人がいるかもしれない。そこで脳内のコーラス隊が子供である、と考えるとほどよい感じではないでしょうか。

励ましコーラス隊が子供なので、勝手にうろうろしている。集まって、歌ってくれない。どこかに行ってしまう。かと思ったら、なにかおもしろそうなものや好きなお菓子が出てきたらわーっと集まりすぎて大騒ぎする。

コンサータは彼らにほどよいおやつや快適さを与えるもの、ということで。

ＡＤＨＤのよくある困りごとに、やるべきことが目の前にあってさあやろうと考えれば考えるほどイヤ度が上がってできない、というのがある。先延ばし癖と言われたり、集中の難しさだったりする。

仕事をやらなければ、と意識すると、どうでもいい片づけや作業を始めてしまう。本を整理しよう、とすると読み始めてしまう。

少し前にＳＮＳに哲学者のスラヴォイ・ジジェクのインタビュー動画が流れてきた。

部屋で書き物をするジジェクの動画に、本を書こうと構えるとなかなか書けないから、これは本を書き始めているのではない、考えをちょっとメモしているだけという感じで少しずつ書いて、それが溜まればもう本は書けている、と彼が語る声が流れていた。

なるほどー！ということで、あちこちにメモ的なものを用意して置いたり、とりあえず思いついたことを書いたりしてみたのだが、書きかけの中途半端な原稿がいくつも発生しただけで、書き終えられないしまとまらない。もうちょっとなんか工夫が必要なんやなあ、と考え中である。

そんな時期に、積んでいた本がどうにもならないので、本棚を増やした。数少ない壁の残ったところである廊下に、薄型の本棚を設置して山を片づけた（入りきらなかった……）。

その棚の場所がなんとなく本屋さんの棚的な雰囲気があり、かつ洗面所の前なので歯を磨きながら本棚の本を眺めたりちょっと手に取ったりした。

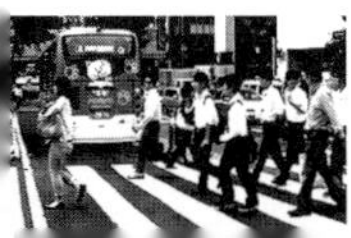

もしや、これは使えるのでは……。

本を探している、ちらっと立ち読みしている体《てい》でここで本を読んだら読めるのでは？　とやってみたら大正解だった。めっちゃ読める。

小説家なのにと思われるが、私は書くほうだけでなく読むほうも集中するのが難しい。なかなか本が読めなくて、職業的にたいへん困ったことなのだが、ＡＤＨＤだからである。すごく暑くて狭い廊下に座り込み、手に取った本を開くとなんか読める。すごく読みやすい。これはよい。

ということで廊下の隙間で本を読んでいるのだが、腰痛が心配ではある。

この「やろうと思うとやれない」も、コーラス隊の子供をイメージすればいい感じだ。子供に、ここにじっと座ってなさい、と言うと余計にそわそわして、ときにはどこかに行ってしまう。宿題をしなさい、と言うと、えー、今やろうとしてたのにー、とやる気をなくす。そうならないように、これは宿題をやらされてるのじゃなくてなんか気になったから見てるだけと思わせて、イヤ感に意識が向かないように、やってないですよ〜という雰囲気を保つ。

そう思い浮かべれば、励ましコーラス隊がかわいく思えて、なかなか歌ってくれなかったり突然大合唱して止まらなくなったりするのも、まあしょうがないか、と微笑ましく思えたらいいなー、という切実な願いです。

そして、廊下で本を読むのは一週間ぐらいで飽きました。ＡＤＨＤだからですね。コーラス隊が子供だからですね。

カウンセリングをしてくれている心理士さんが、だいたい十日続けると習慣化すると言われています、と言っていたので、コーラス隊が忘れたころにまたやってみて今度は十日続けたいです、が、コーラス隊にはそれを悟られないようにしたい。

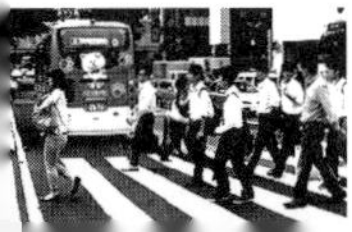

13／助けてもらえないこと、助けようとする人がいること

人に助けを求めることができない話を書いていて、自分が助けてもらえなかった経験よりも、もっと根深くつらい体験のことを思い出した。

犬と猫を、助けることができなかった。

犬は六歳のときで、猫は十二歳のときだ。

公営住宅に住んでいたので、周囲には犬や猫を飼っている人はいなかった。ごくまれにいたが、それは「悪い人」だと教えられた。規則を守らない、自分勝手な困った人なのだと。

それでも、子供たちはいつも、捨てられている犬や猫、迷い込んできた犬や猫を守ろうとした。なんとか助けようとした。

そしてそのたびに、拒絶に遭い、叱責や罵声を受けた。四十年も前のことだから、今とは、子供に対する態度も、動物に対する態度も違っていた。子供に対しても動物に対しても「虐待」なんていう観念は一般的にはなかった。

犬は、六歳のときで、「セル」という名前をつけて直接関わっていたのは私より少し年上の子供たちだった。ある日学校から帰ってきてその犬がいなくなっていて、虚しい感じが大き

かった。虚しい、という言葉をそのとき知っていたかどうかわからないが、ああやっぱり助けてもらえないんやな、世界はそういうところなんや、という感覚だった。

電話ボックスの下のコンクリートに彫られた記号を「これはセルの印や」と私に言ったのは、誰だったのか、思い出せない。

猫は、十二歳のときだったし、当事者だったし、死んだのを見届けたのは私だけだったから、やはりどうしても私に責任があるという気持ちが消えない。しかも、その体を埋めてやることもできなかった。

その二十時間ほどのできごとに、今から考えれば複数の暴力が関わっている。生まれて数日の黒猫も、それを抱えてさまよった私たちも、暴力を受けた。猫には物理的な暴力だった。私たちというのは同級生四人で十一歳か十二歳だった。私たちには言葉や態度での暴力だったが、それが暴力だとはその当時は認識されていなかったし、今でも「暴力」なんて大げさだと思う人も多いかもしれない。

文章を書く仕事を始めてから何度かこのときのことを書こうと考えたことがあったが、当時の私と違って、今の私は犬も猫もとても好きだし、世の中には犬も猫もとても好きな人がたくさんいて、犬や猫のつらい話を聞くとつらい思いをする人がいることを知っているので、どうしても書けない。自分自身もつらいから、そのときあったことをまとまった文章にすることができない。

そのできごとは、自分自身が直接受けた暴力よりも、私にとって「誰も助けてくれない」という絶望を、深く刻まれる体験だった。と、昨日、四十年近く経って、わかった。

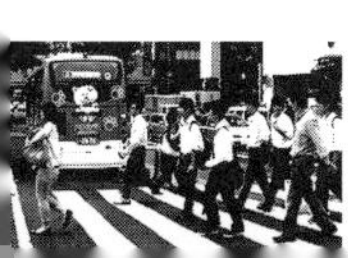

わかるようになったのは、今は、捨てられている犬や猫を、死にかけているぼろぼろの犬や猫を、なんとかして助けようとする人がいると知っているからだと思う。

私は、以前はほんとうに知らなかった。死にかけている犬や猫を助けようとする人が世の中にいるなんて、思わなかった。もしかしたらあのときも近くにそういう人がいたかもしれないが、出会うことはなかった。出会えなかった。

◐

あのときの、助けることができなかった、自分が無力だと思い知らされた体験は、私の深いところにずっと沈み続けていると、少し前にある小説を読んでいて気づいた。

このできごとだけが理由ではないが、自分に近い問題になればなるほど、どこか、根本のところで、どうせだめなのだろう、という気持ちがある。土台のところが欠けたまま、上にたくさん載せていて、なにかあるとすぐ崩れる。

それを少しずつ修復していくことはできるのだろうか。支えるなにかを増やしていくことはできるのだろうか。

長いあいだ、それを探してきた気がする。

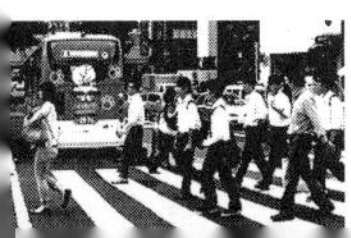

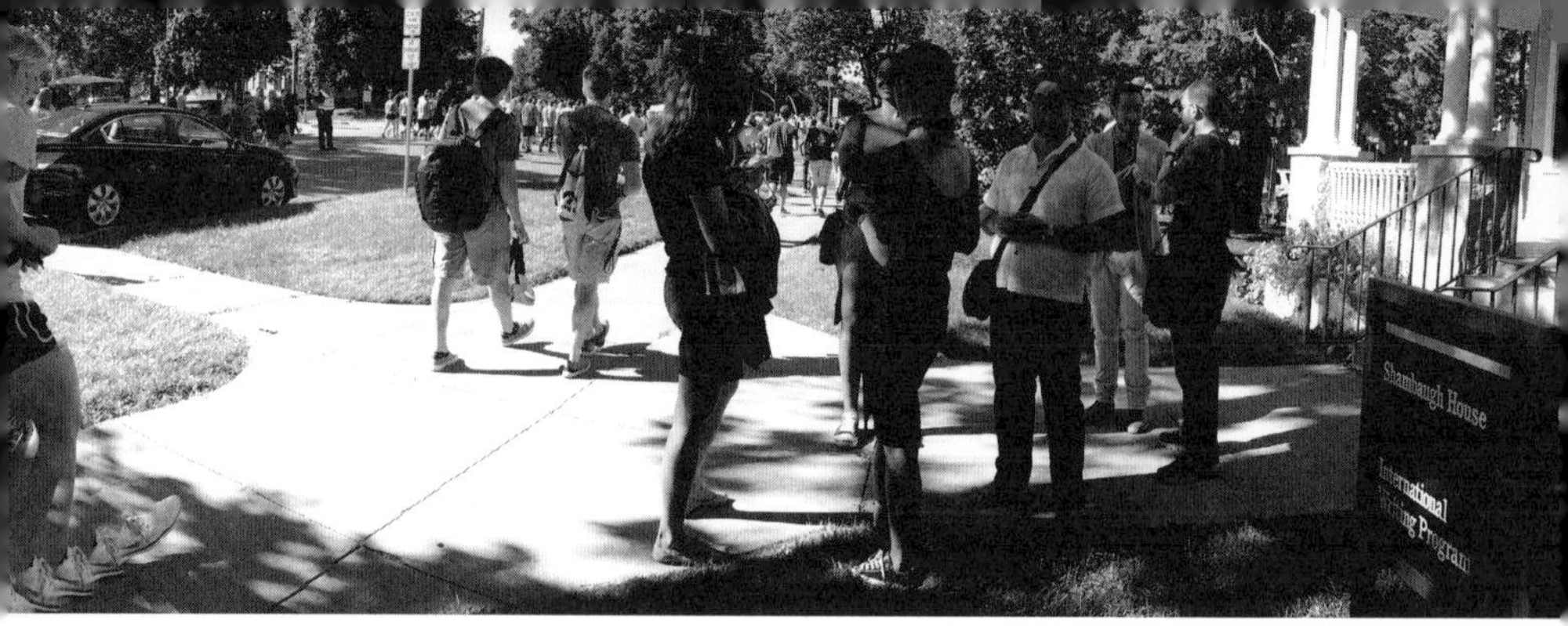
Shambaugh House
International
Writing Program

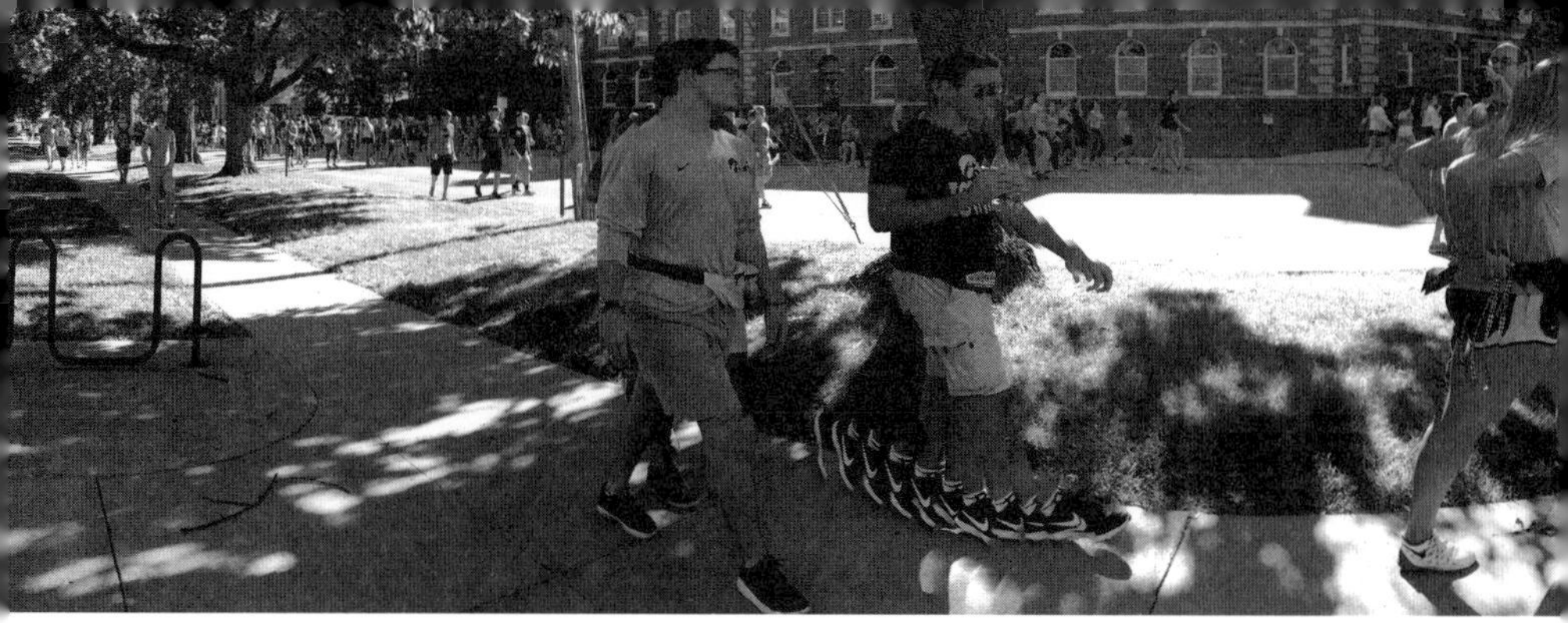

II——他人の体はわからない

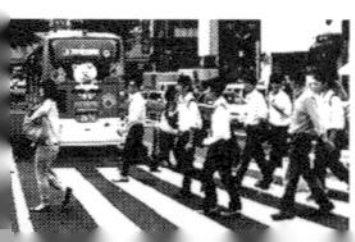

1／強迫症と『ドグラ・マグラ』

初めて一人で観に行った映画は『ドグラ・マグラ』（松本俊夫監督、一九八八年公開）だ。『ドグラ・マグラ』には、二度人生を救われた。

これまでにも何度かエッセイに書いたことがあるが、中学三年の終わり、一月か二月のことだった。

中学三年の秋ごろから、私は友人たちとの人間関係が悪化し（これも発達障害的な要素がきっかけにあるといえばある、が、そのせいではない）、学校を早退したり、一人で大阪でいちばんの繁華街である梅田に出かけたりすることが増えていた。それでも、映画館に一人で入るのはそれなりにハードルが高く、情報入力多めでびびりの私は映画館の痴漢も怖れていた。

一九八八年の年末ごろ、私は関係が悪くなった友人たちとは別の友人と映画を観に行った。『TOKYO-POP』というそのインディー系の映画は、アメリカから日本に来た若い女の子がバンドをやってもの珍しさで売れるが、文化的なギャップと日本人の彼氏とのあいだに溝ができ、アメリカに帰るという話だった。映画としてもなかなかおもしろいのだが、観に行った理由は友人も私もレッド・ウォーリアーズが好きで、日本人彼氏を田所豊（ダイアモンド☆ユカイ）が演じていたからである。

映画の前に他の映画の予告が流れた。そこで見た『ドグラ・マグラ』のハイテンションな桂枝雀《しじゃく》に、私は完全に心を奪われた。

これは観るしかない。しかし相当に変な映画のようである。ポスターの絵はかなり不気味だ。『ドグラ・マグラ』は受験前のこの季節にいっしょに行ってくれる友人はいないだろう。ということで、一人で行くことを決めたのだった。

映画は相当におもしろかった。

一人で映画館に行くことができるという事実は、私の世界を確実に開いてくれた。学校に行けなくても、一人でどこに行ってもいいのだと思えた。自由だ、と思った。

高校に入って、『ドグラ・マグラ』（夢野久作著）の文庫本を買った。角川文庫の上下巻で、米倉斉加年《まさかね》の装画の、高校一年生女子としては表を向けて置きっぱなしにはしにくいカバーのあの本だ。

どこかの時点で挫折して最後まで読めなかったが、はじめのほうに、突然人を刺したらどうしようかなどと思い浮かぶのは前世の記憶であると書いてあった。

なるほど。

私はそれまでにも、突発的に浮かぶやってはいけない行動のイメージに何度も悩まされていた。それこそ映画館でも大声で叫び出したいとか、電車で近くに赤ちゃんがいれば蹴り飛ばす場面が浮かび、ホームでは入ってくる電車に飛び込むのではないかと怖くなった。教室で同級生たちとしゃべっていてもこの場でどんなことを言えばみんながいちばん嫌がるか、ひどい言

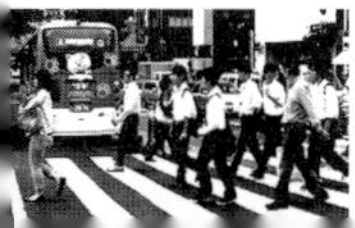

葉が次々に浮かんでしまうのだった。そのころはそのような精神的症状があるとは知らなかったので、自分がものすごく悪い人間なのだと思っていた。

悪い人間なのは仕方がないが、実行してしまったらそれこそ人を殺すか自分を殺すしかないので、どうすればこの考えが止まってくれるのだろうかと悩んでいた。そこに「前世の記憶」であって今の自分の考えではない、と書いてあったのだった。

そうか、私のせいじゃないねや。

「前世の記憶」を信じたわけではない。そういうふうに考えとこう、と思ったのだ。

そのことによってかなり楽になったとはいえ、その強迫的イメージにはその後もずいぶん悩まされた。

いちばんひどかったのは、東京に引っ越した直後のことだった。一人暮らしになって気が紛れる要素が減ったせいもあったと思う。テレビの見すぎを止めようと部屋からテレビをなくしたのもよくなかった。体に悪影響のある食べものに関するちょっと怪しげな記事を読んだあと、友人と食事をした際に友人がその食べものを食べ、そのときはたいして気にならなかったのに、少し経ってからふとしたきっかけで友人がそれを食べるのを危険と知っていた私が止めなかったせいで友人が癌になって苦しんだ末に死ぬというイメージが頭から離れなくなり、少しでも関係のある単語を見ただけで恐怖にかられ、しかし癌になるのは何年か何十年かあとのことなので確認をすることもできず、結局一年半ほど本（病気や友人、食べものに関する単語がどこかにはあるものである）もろくに読めない状態が続いた（この話は、具体的に書くと身近な人にそんなことを考えていたのかとわかってしまうために少し設定を変えていまして、一年半ほどのちに相手の健康状態にはどうも影響がないようだとわかってきてようやく少しずつ回復した）。

今自分で思い返したらばかげた想像であるし、当時の自分もこの考えは奇妙なものだと自覚があり、だから余計に人に相談することができず、あるとき思い切ってなんでも話しやすい友人に概要を言ってみたところ、「言っていることがおかしいのはわかるが、どうすればいいのかわからない」と言われた。

うん、その通り。「おかしいのはわかるがどうすればいいのかわからない」と私も思っていたし、同じように思っている人が今現在もたぶん何万人もいて深刻に悩んでいる。

三十七歳のときに突然高所恐怖症になったのだが、それもこの強迫的イメージがきっかけというか原因だった。

地元にある橋に、当時連載していた新聞のエッセイに使う写真を撮りに行った。地元は大阪の港湾の工業地帯近くにあり、川と運河に囲まれている。工場を行き来する船が通るために、川や運河にはほとんど橋がなく、数少ない橋は地上から三十メートル以上の高さがある。車の通行がメインの橋だが、人も渡れる。

そんなに高い場所なのに、普通の歩道橋くらいのすかすかで外も下もよく見える柵しかなかった。途中まではその柵の横を平気で歩き、いちばん高い場所で写真を何枚も撮って引き返そうとしたその瞬間、一歩も動けなくなった。そこは四十五メートルの高さがあり、真下は運

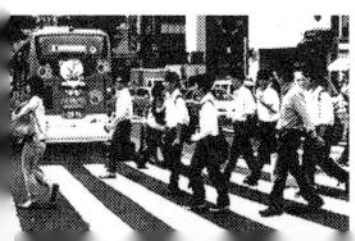

河。風の強い日で黒い水面は波立ち、海に向かって流れているのがはっきりと見えた。「落ちそうで怖い」「落ちたらどうしよう」ではなく、「柵を乗り越えて飛び降りることが簡単にできる」「飛び降りる自分を止められない」が頭に浮かんでしまい、少しでも動いたら「柵を乗り越えて飛び降りる」を実行しそうで、その場でまったく動けなくなったのだった。

　車道側の柵をつかんで、十分以上座り込んでいた。よほど携帯電話で一一〇番しようかと思ったが、かばんから携帯電話を出す動作ですら怖かった。それから少しずつ、柵をつかんだままじりじりと陸のほうへと戻り始めた。降りるまでに、一時間近くかかった。あまりに恐ろしい経験をして生きた心地が戻るまでに時間がかかり、その日は魂が抜けた状態だった。

　市営住宅の九階で育ったためそれまでは高いところがなんともなかったのに、そのときからまったくだめになった。ただし条件があり、閉鎖されていて飛び降りることができない場所なら超高層ビルの展望台でも飛行機の窓際もなんともない。逆に、たとえ一階分の階段でも手すりがなくてすかすかなら怖いし、三階や四階でベランダから下を覗くこともできなくなった。演劇の舞台で、高いところに立つ人を見ていても不安で仕方がない。「落ちる可能性」「飛び降りることができる可能性」がある場所が怖いのだ。

　そのあとどうもこれは「強迫性障害」というものではないかと知り、いろいろと本を読んでみたが、今ひとつあてはまらないというか、対処法がわからないまま時間が過ぎた。

◐

　ＡＤＨＤの診断を受けた直後に書評の仕事で出会ったのが、『強迫症を治す　不安とこだわりからの解放』（亀井士郎・松永寿人著、幻冬舎新書）だった。

読み始めて、これや！　と、自分の経験と本に書かれていることがつながって開ける感覚があった。『片づけられない女たち』を読んだときと似ている。

それは、この本の著者の一人である亀井士郎さんが精神科医でありながら強迫症の経験者・患者であり、強迫症が悪化する過程が克明に記されていたのと、亀井さんが初期に強迫観念を持ったのが、医師としての診断の場で自分の診断にミスや見落としがあって患者になにかあったらどうしようと不安になり始めたことだったからだ。

その不安は、私が「自分が文章に書いたことに間違いがあったり、書いたことによって読んだ人や世の中に悪い影響があったらどうしよう」と考えだして止まらなくなってしまうのとよく似ていた。

自分に繰り返し起こる事態が、「強迫症」の中の「加害恐怖」という症状であると推測してはいた。しかし、それまでに読んだ本に書かれていた典型例は「車で誰かを轢《ひ》いたかもしれないと思い込んで警察に確認したり道を戻って痕跡がないか確かめる」で、うーん、それはないかなあ、となるのだった。車は運転しないし、警察に連絡したこともない（よく考えてみれば事故を起こすことが怖くて免許を取らなかったので、そもそもその性質があるのだが）。

ともかく、『強迫症を治す』を読んで、頭に浮かんでしまった悪いイメージを考え続けないこと、不安を追及しないこと、つまり強迫観念から離れることが重要なのだと知った。

そうか、『ドグラ・マグラ』を読んで「とりあえず前世の記憶ってことにしとこ」と思ったのは、よかったんや。あれがなかったら、もっと早い時期に重症化していたかもしれない。

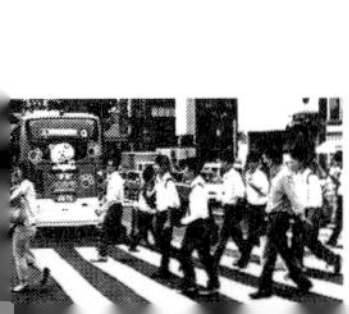

強迫症は、ＡＤＨＤに併発しやすい症状にはそれほどあげられていない。間違えやすい症例としてはあげられていたりする。私は専門家ではないから、医学的なことは言えないが、体感としてはつながっているというか、根は同じところから発生しているように思う。

それは、「可能性」である。

強迫症の、特に「加害恐怖」は「可能性」を想像することが止まらなくなる状態だと思う。最悪の中でも最悪の可能性を連鎖させてさらに最悪の可能性を作り出してしまうのだ。

ＡＤＨＤのいろいろ思い浮かぶ考えも「可能性」が多分に含まれているし、思い浮かんだことによって「可能性」として意識されてしまう。

「可能性」は、今ここに実体としてはないから「可能性」なのだが、実体ではないがゆえに膨らみやすく、膨らんだ「可能性」がリアルなすぐ先の現実のように意識される。「可能性」で実体でないゆえに、否定することが難しい。

◐

『強迫症を治す』の亀井さんは、家から出られなくなりなにもできなくなるほどに症状が悪化したあと、日本では非常に少ない専門医の松永寿人さんに出会って少しずつ回復した。しかし、精神科医として知識があり、周囲の医師からの助言で専門医につながることができた亀井さんでさえ、回復までに何年もの時間を要しているのは、強迫症がいかに困難なものであるかを示している。

強迫症を表すＯＣＤ（Obsessive-Compulsive Disorder）という言葉は、アメリカのドラマを観ているとわりに聞こえてきて、日本よりも一般的に知られているようである。それでも、その多様な症状に対して治療はまだまだ困難なことが多い。

ＢＢＣのドラマ『ピュア』では、主人公の若い女性が仕事や重要な場面で脈絡なく性的妄想が思い浮かんでしまう症状に悩まされている。そのせいで、仕事や人間関係で失敗を繰り返してもいる。知人から「ＯＣＤでは？」と指摘されたとき、彼女は、そんなわけない、私は潔癖症じゃないし、と答えるのだが、一般的には「強迫症」というと手を何度も洗う潔癖症や鍵をかけたかガス栓を閉めたか何度も確認してしまう症状を思い浮かべる人が多いと思う。

『強迫症を治す』では、症状別に具体的な例が示されていて、「何度も手を洗う」が悪化するとどれだけ深刻な症状になるかも解説されていた。数字の縁起や物を並べるときのこだわりが強くなるタイプ、性的な妄想や宗教的に悪とされることが思い浮かぶタイプなど、他人から見れば「ばかばかしい」と一蹴されそうなことが、本人にはどれだけ深刻で、「ばかばかしい」と思われるからこそ相談ができず治療につながることが難しいかが丁寧に書かれていた。

もちろん簡単に似ていると言ってしまうことは乱暴すぎるけれど、人から、外から見ればたいしたことがないように思われがち、というのも、発達障害の悩みと通じるところがあると思う。

強迫症の性的妄想や加害妄想は、自分の意志とは関係なく浮かんでくる。

ＡＤＨＤの頭に浮かぶあれこれも、自分の意志ではコントロールするのが難しい。そこには共通するものがあると思うし、頭に浮かぶことは必ずしもその人の考えではない、本人の意志でコントロールできるわけではないことはもっと知られてほしい。

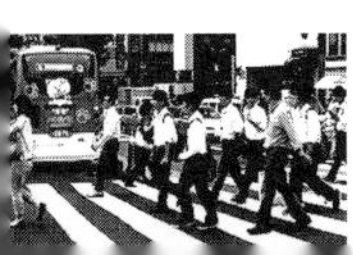

『ドグラ・マグラ』は、小説のほうは「これは私が考えたことではない」と可能性の連鎖に歯止めをかける方法を与えてくれ、映画のほうは一人で行動する自由と映画の自由を教えてくれて、私を二度救ってくれた。

余談 以前、ツイッターで、鍵をかけたか心配になる人は携帯で写真を撮ればいいという「ライフハック」がバズっていたのですが、それで心配が止まる人もいるとは思うけども、中にはさらに悪化して、写真を撮らなければ不安、窓などの鍵も全部撮らなければ不安、撮ってもあとで開けたのではないかと不安、みたいになっていく人もいるのではないかと不安になっています。私も鍵不安の経験があり、鍵をかける・開けるで色の表示が変わるキーホルダーを使っています。

2 時間

時間が経つのを忘れる、という言い方がある。たいていは楽しい時間を表すのに使われる。そのマックス状況は浦島太郎が竜宮城で過ごした時間だろう。

ＡＤＨＤの症状として、時間通りに行動できない、遅刻が多いがあげられる。あるいは過集中と呼ばれる、やり始めた作業や興味のあることに没頭してしまって時間を忘れてしまうことも多い。

そのどれも当てはまるが、実は私は、今が何時何分かということを忘れることはほとんどない。

話している相手が時間を忘れているのではないか、と気になることはよくある。

二十年も前だが、京都で友人の結婚パーティに参加したときのこと。三次会の会場で初対面の人たちとしゃべっていたのだが、そのうちの一人が今晩の夜行バスで東京に帰ると言っていたのに、その時刻が近づいてきても気にする気配がない。正確な出発時刻を聞いていたわけではないので、もっと遅い時間なのかも、いや、なんぼなんでもこれくらいの時間には出るやんな、と気になって仕方がなかったのだが、話が盛り上がっているうえにその人とは初対面だったのもあり、言い出せないまま時間が過ぎていった。そしてある時点でその人が現在時刻を知

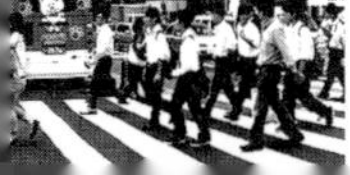

り、もう間に合わないと大慌てになり、確かそこにいた誰かの家に泊めてもらうことになったと思う。

どこにいて何をしていても、今がだいたい何時かわかるのは特技ではないかとさえ思う。

体内時計が正確というのではなく、時間通りに行動できない、遅刻が多いゆえに、常に時間を気にしているからだ。


部屋の中には時計が五つある。どこに座っていても見えるように、こっち側の壁とあっち側の壁、寝転がったこの位置から見える棚の上と配置されている。携帯電話が普及してつける人が減った腕時計も、外出の時は必ずしている。それでも時間通りに行動できないだけだ。

そしてその全部がアナログ、文字盤があって針が動く形だ。

デジタルだと、時間がわかりにくい。もう少し詳しく言うと、今が何時何分かはわかるが、あとどのくらい時間があるかがわかりにくい。現在時刻ではなく、時間の中で今自分がいる位置は、量的に見えているほうが把握できる。

スケジュール帳もバーチカル式という時間割みたいになっているものがいちばん使いやすい。デジタルで使っているのはパソコンとテレビの画面の時計表示で、これは仕様で仕方ないが、テレビでも消さずに常に表示にしている。

小学校四年か五年生のときだったと思うが、放課後か昼休みの人の少ない教室で同級生の男子に「今何時?」と聞かれた。学校の教室にはたいてい教室の正面のいちばんよく見えるところ、黒板の上に大きな丸い時計がある。その教室にも典型的な「学校の時計」がその位置にあった。「時計あるやん」と私は大きな時計を指差して言った。「おれ、あれやと時間わからんねん。デジタルじゃないと」と彼は言った。「あ、そうなんや」と私は時間を伝えた。

なるほどなあ、私はデジタルのほうがわからんけど、そういう人もいるんやなあ、時計の読み方って一年生のときに習う、ってことは自然にわかるんじゃないってことやな、三時四十分とかやと短い針は四時寄りやしようわからんのかも、などと考え、そのたぶん一分ほどのできごとをその後も何度も思い出し、今でもありありと覚えている。

他人は自分と感覚が違う。世界を認識する仕方が違う。自分は自分しか体験できない。人の感覚を、認識を体験してみたい、絶対できないからすごく体験したい、という興味と欲望は、どうやら私の根源的なもので、物心ついたときから今まで一貫して持続し、ますます盛り上がってきているらしい。


時間の認識は、元々その人の持っている感覚だけでなく、文化にも影響される。

時間を鐘の音で知っていた時代と今はもちろん違うだろうし、列車が時間通りに動くのが希な土地と、二、三分遅れただけで謝罪のアナウンスが何度も流れる日本の大都市でも違う。

現代日本で生きる私は、一日を二十四時間で把握している。待ち合わせや仕事の予定を決めるときも、文字では午後一時ではなく十三時と表すことのほうが多い。これが会話の中では十三時より一時と言うことのほうが多いと思うのだが、そのあたりの微妙な使い分けも興味があ

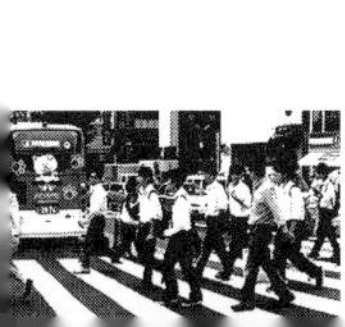

るところだ。

アメリカでは、二十四時間表記はほとんど使われない。9AMや1PMが通常である。難しいのは正午と真夜中。日本では真夜中は午前零時を比較的よく使い、歌詞や小説のタイトルでも人気がある。ところがアメリカでは、0AMではなく、12AM（正午は12PM）と表記するので、一瞬考えなければわからない（今書いていてもようわからんようになってきた）。文脈から判断して、たとえば間違えて真夜中に集合場所に行ってしまったなんてことはないのだが、こちらがメールに書くときによく間違えた。それから飛行機の乗り継ぎだと現地時間や時差がさらに加わってわけがわからなくなり、一日勘違いして予約した航空券を無駄にしたことがある。

これがヨーロッパに行くと同じ英語圏でもイギリスやアイルランドは二十四時間表記がけっこう使われていた。

数字表記上の違いだけだが、それでもアメリカのAMとPM、昼と夜の十二時間一セットが一日に二周する、つまりアナログの時計と同じ感覚と、一日が0から24への一本道の感覚とは、なにか微妙な認識の差が生じる気がする。

思えば私のデビュー作は「どこまでが今日でどこからが明日なのか」と話している短編だった。寝て起きたら「明日」という感覚と、23：59が00：00に変わったら「明日」という感覚。NHKはこの区別が厳密で、深夜一時からの番組を正確な日付で書くため、うっかり見逃して（というより録画し損ねて）しまうことが多々ある。午前零時台のニュースで数時間前のできごとを「昨日」と言うのでちょっと妙な心地がする。

時計がない時代は、どんなふうに時間を認識していただろう（これも、私ではない人の認識を体験したい欲）。

猫は時間に正確でかなり規則正しい行動をする。十年以上前になるが、私は近所のある一匹の野良猫に餌をやっていた時期がある。野良猫に餌をやることの是非やその猫とのいきさつは無限に脱線しそうなのでここでは触れないことにして、その猫も毎日ほぼ同じ時間に同じ場所に現れた。ときどきなにかのきっかけでスケジュールが変わって数日会えないこともあったが、時間をずらすと見つかってそこからまた同じ時間になる。そしてこの猫時間は、日が暮れる時間が早くなるとそれに合わせて少しずつ早くなった。

明るくなったら起きて暗くなったら眠る生活だったら、ＡＤＨＤの時間の感覚はどう変化するだろう。

ともかくも、私は常に時間を把握しているが、だからといって時間通りに行動できるわけではなく、時間通りに行動できないから常に時間を気にしていて、出かけるときの遅刻も余裕を持って早めに行動すればいいのにと言われるが、たとえば余裕をもって早く起きると、妙に用意が順調に進んで早すぎる状態になり、そこでちょっと洗濯をしようだとかやり始めてしまって遅れる事態が発生するので、なかなか難しい。

コンサータを飲み始めてしばらくは、やりかけた洗濯を放置して出かけることが可能になり、おおー、今何をやるかがわかるってこういうことかー、と感心したが、薬というものはだいた

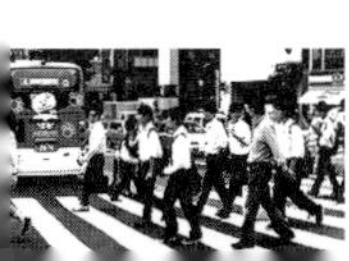

い耐性がついてしまうもので一年経つころには余計なことをやり始めてしまう&途中でやめて出かけることが難しくなっている。

同じ三分でも、カップ麺ができるまでをなにもせずにじっと待っていると長く、ツイッターを開くと一瞬で過ぎる。

記憶の時間も、一年前の記憶が十年前の記憶の十倍濃いわけではない。

速度の違う時間、濃度？ 粘度？ の違う時間、覚醒している時間と眠い時間と、複数の種類の違う時間が私の中を錯綜して流れ続けていて、離岸流のように流されて戻れなくなってしまわないために、私は数分おきに時間を見る。ちなみに、今座っている仕事用の机の仕事する位置からは、時計は三つ見える。壁のアナログ掛け時計、パソコンの画面の右下のデジタル表示、小型のアナログトラベルクロック（旅行用に買ったのだが、オンラインイベント中の時間確認用にモニターの横に置いている）。

ここでふと思い出したのが、ジャン・コクトー『ポトマック』（河出文庫）にある次の文章だ。

よしんば君がうんざりするような文章に出くわすとしても、それは決して、君を顚覆させるための暗礁として僕がそこに置いたのではなく、
君が僕の通ったあとを認めることができるように、
浮標《ブイ》として、
置いたものなのだ。

浮標。時計とそこに示されている時間は、茫漠とした私の時間と空間の海のあちこちに浮いている浮標かもしれない。

ジャン・コクトーとの出会いは小学校四年生の国語の教科書。

シャボン玉—備忘録断章—

シャボン玉の中へは
庭は這入れません
周囲《まわり》をくるくる廻っています

堀口大學訳のその短く簡素な言葉を読んだとき、私の世界はひっくりかえった。

私は今までシャボン玉の中に庭が入れるかどうか、考えたことがなかった！

シャボン玉じゃなくて庭のほうが回ることができるんや！

言葉でこんなことができるん、めちゃめちゃかっこいい！

私は担任の先生にこの詩がすごいと話し続け、このかっこいいことを自分もやりたいと思って今に至る。つまりこの三行から得たエネルギーが、四十年経っても枯れないままなのだ。

ジャン・コクトーがどういう人なのか知ったのは中学生になってからだ。『ポトマック』は、自分が詩や文章を書き始めたことの決意表明のような本で、断片的な場面や「ウージェーヌたち」が「モルティメ夫妻」を見つけて飲み込んで消化する奇妙な漫画で綴られている。

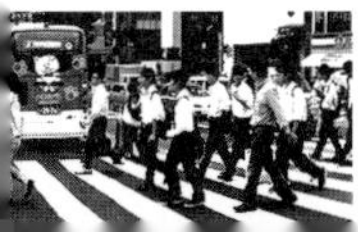

多才で、その象徴として手が何本もある肖像写真も有名なジャン・コクトーを、ＡＤＨＤ傾向があるのではなどと単純化するつもりはなく、しかしＡＤＨＤ気質の私にとってその同時進行、同時多発的な創作から生み出された言葉はとても魅力的なことは確かである。と、話が脱線したうえに、何回も「時計」って書いてたら漢字の「時計」も音声の「とけい」もゲシュタルト崩壊気味になってきて、でもちょっと時間を置いて読み直す私にはその崩壊感はなくなっているのだろうと思うとやはり時間は不思議である。

余談❶　時間を忘れることはほとんどない、と書いたが、高野秀行さんがＡＤＨＤに関するエッセイで、ＡＤＨＤの人にとって興味があることはＡＤＨＤと書かれていたように、この原稿、ＡＤＨＤについて書いているときは過集中を存分に発揮して、「えっ、もうこんな時間？」や、さらには「こんな時間」に気づいても書くのをやめられない事態が頻発している。

余談❷　アメリカでは二十四時間表示を使うのは軍隊などに限られるようで、知人のアメリカ人に聞いてみたら「二十四時間表示は〝権力〟って感じがする」と言っていた。

余談❸　この項の冒頭で夜行バスの出発時刻を言い出せなかった話を書いたが、この「言い出せず」というのも、発達障害特性に生育歴が絡み合った自分の困りごとである。

同じ二十年ほど前に、歩道でバックする車が後輪で置いてあった荷物を轢いてしまうのをじっと見ていたことがあり、運転手さんに「なんで突っ立って見てるんだ」と怒られたことがある。後で考えれば一言知らせればよかったのだが、フリーズ状態であった。京都の夜も一言いつでも簡単に言えたはずなのは私自身が痛いほどわかっているのだが、そのときは言葉を口に出すことがどうしてもできず、そして言えなかったことをこうして二十年近く経った今でも後悔している。

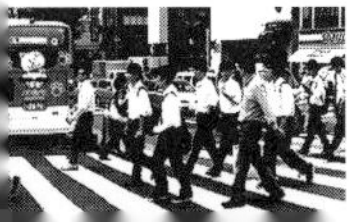

3／靴の話

この数年にいろいろなできごとがあり、この本を書くに至った経緯の始まりには、靴がある。二〇一七年の夏ごろ、あるツイートがバズっていた。その前に「地味だから金がかからなそうな女だと思ったから結婚したのに、実は服は高級品で失敗した」というような偏見溢れるブログが炎上しており、それに対してシンプルな洋服ほど値段で質の差が出るとして、ぱっと見は似たようなアンサンブルニットにスカートにパンプスを、GUで揃えたバージョンとトゥモローランドで揃えたバージョン、価格差十五倍ぐらいの写真を並べたツイートだった。

アカウントを見に行ってみると、ファッションやコスメがとても好きな若い女性だった。私は、ある分野にすごく詳しい人の話やその人たちの会話を横から見るのが好きである。自分にはわからないもの、同じように見えるものが、こんなに違っている、こんなに輝いて見えるというのを、知るのが楽しい（GUとトゥモローランドの違いはわかるけど）。

フォローして見ているうちに、その人の靴に関する悩みが私と近いのではと思うようになった。専門のシューフィッターに測ってもらって自分に合ったサイズがわかり、それまで履いていたサイズがいかに間違っていたかが、わかりやすく具体的に解説されていた。

そこで引用されていたシューフィッターの本を買って読んでみた。日本人の足は甲高幅広が多いと言われ、足にやさしい靴、外反母趾でも履ける靴として売られているのはたいていが幅広の3Eや4Eであるが、実は甲高幅広は草履や下駄で長距離を歩いていた昔の話で、現代の日本人はそうではない人が多いというのである。

一見横幅が広くても、甲が薄いために、足囲はかなり小さい。それなのに幅広の靴を履くことで余計に足のアーチが崩れ、靴の中で足が前に滑ってつま先や指が痛くなり、それを窮屈だと勘違いしてさらに大きい靴を履くとますます外反母趾が悪化する、ということだった。

思い当たることがありすぎた。

私の足はかなり横幅が広いがぺらぺらで、スキューバダイビングの足ひれのようなんである。それで大きめの靴や幅広の靴を履いていたが、アメリカに三か月滞在したときに持って行った某アウトドアブランドのいかにも足にやさしそうな幅広の靴で小指の付け根が痛くて歩けなくなり、現地で靴を探して買わなければならなくなった。その前にも、コンフォートシューズと銘打たれ外反母趾の人にも快適という4Eの靴を買ったとき、一時間も履いていないのに親指側も小指側もすごく痛くなってどうにもならないことがあった。

そのシューフィッターの専門店を調べ、二か月先まで予約待ち、けっこう高額なのにひるみながらも、思い切って測りにいった。

結果、やはり私が今まで自己認識で履いていたサイズよりも、かなり小さかった。特に足囲は平均よりも細いEかDだった。

その場でサンプルとして出された「これが合うサイズの靴」というのを履いた瞬間の衝撃は

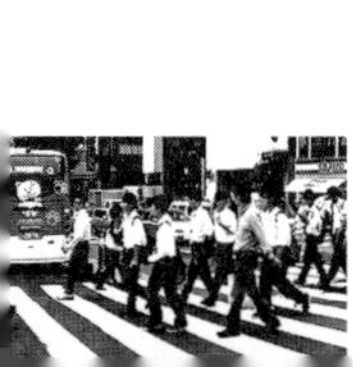

忘れられない。これまで自分はパンプスは履けないと思っていたのだが、めちゃめちゃ快適！歩きやすい！というかなにこの感触！靴ってこういうものやってんや！と感動した。

ぺたんこの靴よりも三センチくらいヒールがあるほうが楽なのも判明した。

思えば、子供のころからずっと両親に、細い靴は足に悪い、すぐ大きくなって窮屈になるから大きめを、とがばがばの靴を履かされて育った。実際、見た目は私の足は人よりも明らかに平べったく幅があり、靴の上に足を載せるとはみ出る。だから、自分で靴を買うようになってもちょっと大きめばかり履いていた。

親の呪縛でもあるが、それだけではない。コンフォートシューズは幅広ばかりだし、平らで緩い感じの靴やサンダルが健康的というイメージが強い。

◐

靴体験に感動した私は、そのファッション好きのアカウントの人や周囲でそのころ盛んに情報が行き交っていた「骨格診断」「パーソナルカラー診断」にも行ってみた。骨格は人間の骨格を三つのパターンに分けて、似合う形の服、バランスが悪くなりがちな形の服を分類してあるものだ。パーソナルカラー診断は肌や目の色から、春夏秋冬に分類されたどの色味が顔色をよく見せるかを調べる。

インターネットで自己診断できるページもたくさんあるが、資格のあるコーディネーターに診断してもらったところ、自己認識とは違っていた。これです、と理由といっしょに解説してもらうと、確かにその通り。自己診断はなにを勘違いしていたのかとあとからは思い出せないほど合っていなかった。

解説を聞いてみれば、ああ、だからあの服は気に入ってたのになんか変やってんや、とわかった。今まで絶対に手に取らなかった形や色の服を着てみて、あまりにも似合うのでおもしろかった。

しばらくの間、靴も服も化粧品も買いまくった。持っているものを全部入れ替える勢いで買った。

半年ほどすると、落ち着いてきたし、わかってきた。

似合うと言われても自分的にしっくり来ない色やデザインはある。靴も、サイズはぴったり合っていてもなんかうまくはまらない、歩きにくいものもあった。その経験を経て、今度は合うものと着たいもののほどよい譲り合いの点（妥協点ではなく、もっと積極的なもの）を、またもや買いまくった。

散財、浪費はしたが、いい経験だった。

細かく調べて、合う理由、合わない理由、を確認する。好きなもの、着てみたいもの、似合うもの、ある場でふさわしいもの。そのあいだのどこをとるか、試行錯誤しながら決めていく。

骨格診断もパーソナルカラーも、あなたはこれを着なさいというのではないと思う。似合わないけど好きなものを着たいときどうするか、好きなのになんか微妙なのはなぜか、工夫する手段を得るものだ。

細かく調べれば、知ることができるし、やり方があるし、それがわかれば生活を、人生を変えていける、その可能性があるということだ。特に、自己診断と客観はずれていて、プロの手

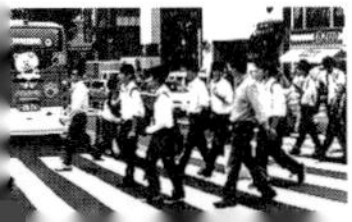

を借りることが重要だと知ったことが大きい。

なんでもプロに見てもらうのはだいじやな、プロっていうのはつまり事例をたくさん知っている人っていうことやな、と思った。それで、長年の人間関係の困難を考えるためにカウンセリングに通い、コロナ禍で時間ができたこともあって各種病院で診察を受け、その経験を積んだことで発達障害の診断を受けるに至った。

靴の足囲問題を教えてくれた誰かわからないけれど洋服とコスメが好きな方、ほんとうにありがとう（少し前にツイッターはやめられたようだ）。

◑

足に合う靴を履いてみて、靴を履くとは、歩くとはこんなことだったのか、と四十四歳にして初めて体感した。

歩くと疲れる、とは誰でも言うことだから、自分がすごく疲れるのもそんなもんだと思っていた。靴擦れしたり小指側が痛い内反小趾になりかけたのも自分の歩き方が悪いからだと思っていた。

合うサイズの靴を履けば、歩くとはこんなにも軽く、しっかりと自分の身体を支えられるものだったのか。私に合う靴がこの世にちゃんとあったのか。

「人の靴を履いてみる」というフレーズは、たいていは自分とは違って困難のある人の境遇を想像する意味で使われる。それはその通りだし、大切なことには変わりない。

ただ、自分の靴が合っているかどうか知らない人は想像以上に多いんじゃないか。つらいのが当たり前、苦しいのは自分のせい、と思い込んで生きている人がきっとたくさんいる。もっと抑圧なく生きていける状況、そこまで苦しまなくても歩ける方法があることを、知らないまま、教えられないまま、つらさや困難を抱えている人がいると思う。

今は私は、以前履いていたサイズの靴では歩けない。よくこんなので長距離を歩いたりしていたな、と不可解なほどだ。

一人暮らしを一度は経験したほうがいいと若い人に言ったりするが、それもたいていは、親の有り難みがわかる、苦労をしたほうがいいという意味で使われる。

たぶん、逆の意味で一人暮らしを経験した方がいい人もたくさんいる。

人の顔色を見なくてもいいって平和！

怒鳴られないって静か〜。

自分の時間で生活できるってこんなに楽なの？

あんたはなにもできない、世間に出たら通用しないって言われ続けてきたけど、あれもこれもけっこうできるけど？

そんなふうに思う人も多いんじゃないかな。

つらいこと、痛い靴を当たり前だと思って耐えているとも思わず耐え続けている人に、別の靴をはいてみる機会があればいいなと思う。

ここに書けないくらい何十足と靴を買った結果、足囲問題も大きいが、私の足は踵《かかと》が小さい

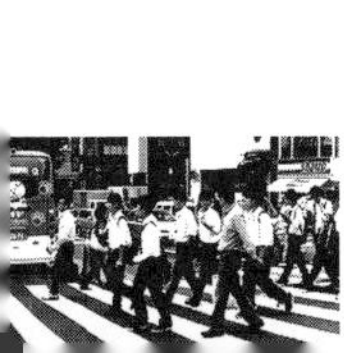

というかほぼひっかかるところがなく、これはたいていの靴でどうしようもないことがわかった。最初に書いたツイートの人も、踵のないサンダルか足首の上まであるショートブーツだけを履いて、一般的な形の靴はあきらめていた。

私もそうなんやろうな。

靴のサイズを測ってもすべては解決しない。だけど、これではないやり方があること、もっと生きやすい場があることを知ることができて、ほんとうに人生が変わったと思っている。

4 ／ 靴に続いて椅子問題

椅子に座るのが難しい。

おお、これは子供のＡＤＨＤのイメージによくある要素ではないか。

多動・衝動性という言葉からイメージされ、初期にはＡＤＨＤといえば小学校の教室でじっと座ることができずに授業中に立ち歩いたり廊下に出たりする子（主に男子）との説明が多かった。

私が椅子にちゃんと座れないのは物心ついて以来今に至るまでの悩みであるが、多動が理由ではない。姿勢を保つのが難しいのである。

それに発達障害が関係あるらしいと知ったのは七、八年ぐらい前だろうか。たぶんＳＮＳで発達障害のことを書いているのをよく見るようになって、そこに「体幹が弱い」というのがちょいちょいあった。

それやん。

発達障害と関連のある症状として発達性協調運動障害（ＤＣＤ）があり、細かい作業が苦手だったり、ダンスなどの音楽や他の人に合わせる運動や球技がうまくできない。

その中に、体幹の筋肉が弱く、姿勢を保つことが難しいというのも含まれるらしい。

えー、そんなん、早よ言うてくれたらええのに。

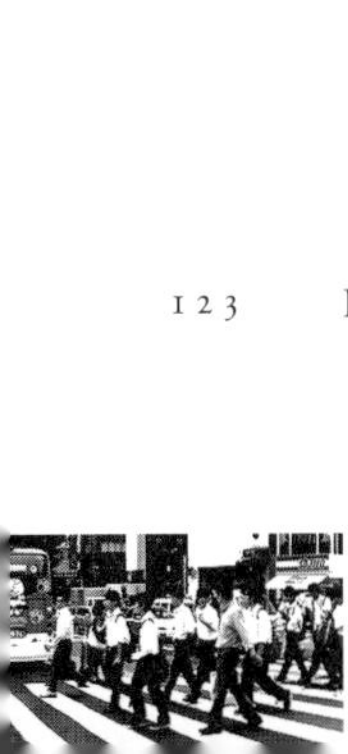

と思った。

とにかく姿勢が悪く、椅子にうまく座れず、結果として行儀が悪い。そのことに家でなにか言われない日はなかった。猫背だとかおばあさんみたいとか、鏡を見てみなさい、すごく変、など毎日のように言われ続けたが直すことはできなかった。

小学生のときは教室の椅子の上に正座していた。そうでないとじっと座れなかった。

今も脚を組まないと姿勢を保てないし、家では椅子の上で立て膝やあぐらのことも多い。よくないとわかっているが、難しい。子供がいたら「正しい姿」を示せなくて困ったと思う。

姿勢が悪いのは知ってるし、自分でもすごく嫌だ。自分の後ろ姿が写った写真とか全部焼却（現代では消去か）したい。首も痛いし肩も凝るし、いいことはなにもない。もう少し自分で鍛えられる部分もあったと思うが、そのためにももっと早い段階で要因や工夫の仕方がわかっていたらと思う。

さらに、問題を増やすのは私の身長が低いことだ。

年齢別の平均身長を見てみると、小学校五年生ぐらい。大人用の椅子はどこに行ってもたいてい合わない。床に足がつかない。膝を座面に合わせると背中が背もたれにつかない。だからどうしてもどこかが不自然な姿勢になる（同じ身長でもちゃんと座れる人はたくさんいるし、それはえらいなーと思う）。

◐

コロナ禍で在宅勤務が増えた時期、仕事用の椅子がよく話題になった。

腰痛にならないために高級なワークチェアのどれがいいか、自分の経験をツイートしたり、比較する記事がいくつも出たりした。

私は在宅仕事になって二十年以上、椅子はいろいろと試してきた。どれも合わなかった。なぜなら、高級オフィスチェアはみんなでかいから。特に欧米のメーカーのはでかい。日本人向けにローカライズされていてもやっぱり大ぶりである。

一般的なワーキングチェアだけでなく、いろんなタイプの椅子を買った。膝をついて座るバランスチェアももちろん試したが、体幹の筋肉が長時間持たないので、膝をつく場所に足を乗せて三角座り（大阪弁？　体育座りのことです）になってしまうので断念。

結論として、子供用の学習椅子に行き着いた。身長を鑑みるとそれが合理的だ。

ようやく落ち着いて座れる椅子が見つかった（でも脚は組んでしまうけど、三角座りにならないのでまし）。使ってもう五年以上になる。

ダイニングでも使える学習椅子で、座面の奥行きが大人用の椅子の半分くらい。幼児がダイニングに座る用の木製の椅子をよく見かけるけど、あれに似ている。座面も足を乗せる部分も細かく十五段階ぐらい調整できて、二歳から大人まで使えることになっている。

どんなに人間工学を駆使して作られた高級チェアでも、体のサイズと特性に合っていなければ意味がない。そして身長だけでは計れない自分の身体の他のあちこちに合わせて調節できることも必要だ。

「椅子にじっと座れない」にも、なぜかを見ていけば、多動性によることもあるし、筋力がないのかもしれないし、椅子が合ってないのかもしれない。

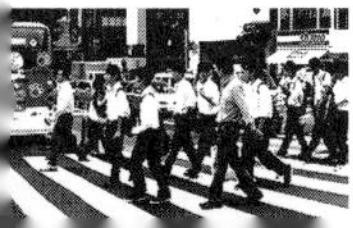

理由を検分して合ったものを探す。他に誰も使っていなくても、自分の身体に合っていることがいちばんだ。

余談❶ 肩こり、首の痛みは三十代がいちばんひどかった。整形外科、整体、鍼《はり》、マッサージ、ちょっと怪しいヒーリング、いろいろ行ったしお金もかけたが、どれかがすごく効果があったということはないままだった。何日もひどい痛みが続いて頭痛も併発し、仕事ができないこともよくあったが、この十年ぐらいはそんなに悪化することはない（昨年の夏に寝違えて痛いし動かせないし頭痛も吐き気もするしで一週間ほど苦しんだが、これに近い感じが三十代にはよくあったよなーと久しぶりに痛みとつらさを思い出した）。

一般に身体は年齢が上がるにつれて一方的に悪くなっていくイメージがあると思うが、なぜ今はそれほど肩や首が痛くならないのだろう。体力が減って長時間仕事をすることができなくなったのもあるだろうし、筋力がある若いときのほうが妙に力が入ってしまったりするのかもしれない。

今は若いときにはあまりなかった腰痛のほうがなりやすいが、それでもデスクワークの人がよく訴えている持続的なつらさは経験したことがない。ぎっくり腰もやったことがない。このあたりはとにかく無理をしないというか、根を詰めて長時間仕事をしたり重い物を無理して持ったりすることができないからかもしれない。がんばりがきかずにあちこち不具合が多くてずっと低空飛行な状態は、私を大きな不調から守っている気もする。

余談❷ 立つのも座るのも苦手でどうしているかというと、寝転がっている。基本的に、床が好きだ。ソファや座椅子を買っても、そのうちに床に転がっている。散らかった床の隙間に気がつけば転がっている。

姿勢が悪すぎて首や腰の反る角度があまりよくない状態で固まっているので、硬めのベッドやマットレスでは寝られないし、ソファもなかなか合うものがない。それで辿り着いたのがビーズクッションのYogiboで、これはたいへんに快適なのだが、柔らかいので立ち上がるのが難しい。「人をダメにするソファ」的な居心地よさからではなく、体重をかけられないからすごく大変なんですよね。こういうときに、普段は無意識にやっている身体の動きがどこにどのように力がかかっているのか発見できたりする。

Yogiboは軽くて移動しやすいので、掃除が苦手な人にも向いてます。あと、ソファってすぐに洋服置き場になると思うのですが、Yogiboはなぜかなりません。柔らかすぎるので置く発想にならないのか、クッションとして認識されるからなのか、形状の不安定さが物を置くには受け止められなさそうな感覚があるのか、なにか理由がある気がする。こういう、「似ているけどなぜか違う」のはなぜか、を考えるのが好きです。

余談❸ 大阪府立の高校の机と椅子は、なぜだか知らないがくっついていた。椅子が引けないので机との間が調整できず、座りにくかった。なんであれにしたのだったか、どこかで聞いた気もするが忘れてしまった。

少し前に、ガラが悪いとネタにされがちな大阪の場所にある高校出身の芸人が、テレビ

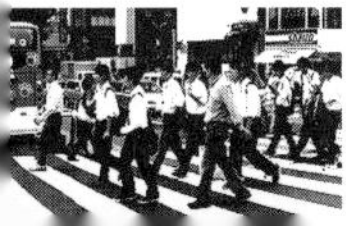

に出演した際に、自分の高校では机や椅子を投げるのを防止するためにくっついていたと、おもしろおかしく話したらしい。それに対して、府立高校はどこでもこのタイプだったのに偏見を助長する事実と違うことを言うのはやめてほしい、とやはり府立高校の卒業生の人が画像付きでツイートしていた。

私が通った大阪府立の高校はいちおう進学校のはしくれだったけどくっついてました。こういう、自分の箔をつけるために「治安が悪い」を大げさにネタにするのがすごく嫌い。

余談❹ ずっと前、って四十年ぐらい前だが、テレビに出ていた音楽の専門のなにかの人(ポピュラーミュージックの作曲家とかだったと思う)が、「音痴というのはいないんです、耳痴なんです。だって、聞いた音がわかっていてそれを出せない人はいないでしょう」と言っていたのだが、そんなことはない。歌っていて絶対違うと自分でわかっているが修正できない。そういうのも、人の感覚を体験できないからわからないのかもしれない。難なくできる人は自分ができることについてじっくり考えることが少ない。

余談❺ 背が低いことで、つり革や網棚が使えなかったり、棚の上のほうのものが見えない届かない、美術展などで照明の位置が合わずに反射で作品が見えにくいなどの「地味に困っていること」がいろいろありますが、飛行機の狭い座席はこの身長でよかったと思います。あと、家も多少広く使えると思う。物理的よりも、弱そうに見られることで精神面で削られることは多いです。

5 パクチーとアスパラガス

子供のころは好き嫌いが多いほう、というほどでもないと今では思うが、生野菜は嫌いだったし食べられないものは他にもいくつかあった。

きっかけも理由もわからないが、小学校高学年から、どんどん食べられるようになっていった。特に給食が楽しみだった。自分の家の食べもののバリエーションが少なすぎたので、給食でいろんなものが出てくるのは楽しかった。

ＡＤＨＤの特性なのか好奇心優先で、とりあえず食べてみる。外食に行くと、知らないもの、食べたことのないものの順で頼む。

全然おいしくなかったこともあるが、人に話して笑ってもらえればいいし、今の仕事になってからはエッセイか小説のネタになれば元が取れるので、ごく普通のメニューを頼んでおいしくなかったときのほうが損した感じになる。

妙に心に残っているのは、二十代の毎週末京都に行っていた時期のこと。友人たちと夜中にコンビニに行って謎なものが目についたら買わずにはいられないので買った「カレーヨーグルト」。ターバンを巻いた人と象のイラストが描いてあった。食べてみたところ、カレー味のヨーグルトだった。おいしくはないが、ものすごくまずいというのでもない。普通にカレー味のヨーグルト。

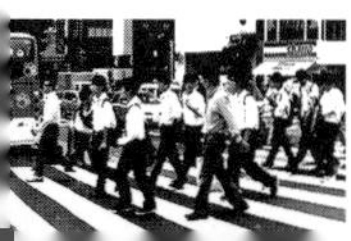

何年も経ってから、たまたまその発案者のインタビューを読んだ。社内で試食アンケートをしたところ二割がまあまあおいしいだったので発売したが評判はものすごく悪く、その会社の失敗史に記録されるできごとだったらしい。二割で発売できるのはまだチャレンジが許される世相だったんだなー、というのと、おいしいって言う人二割もおってんや、と思った。

◓

そのように食に関してはチャレンジャーで、嫌いだったものもたいていは食べられるようになる、おいしくなるという信念で生きてきたのだが、どうしても食べられないものが現れた。パクチー。香菜《シャンツァイ》。コリアンダー。小さいかけらが入っていただけで食べてしまったら一日中気持ち悪いぐらいに食べられない。

それでもいつかはおいしくなるはず、と何度も食べた。が、いつまで経ってもまったく変わらない。東京に引っ越してきて二つめに住んだ街にパクチーブームの立役者的に紹介されるパクチー専門店があり、どこに住んでいるか聞かれて答えると、「あっ、パクチー専門店ありますよね！　いいなあ！」「パクチー専門店のところですよね！」などと言われ、そのたびに「いや、パクチーだけが食べられないので」と話すことになった。

なんでも食べられるのに「パクチーが嫌い」と答えて「好き嫌いが多そう」「クセのあるものは苦手そう」と思われるのが妙に悔しく、どうにかして食べられないものかと「苦手な人でも食べやすい」と書かれたメニューを食べてみたりもしたが無理だった。それに、パクチーがおいしいと言っている人、最初は苦手だったけど今では大好きという人、いろいろ聞いてみても、彼らが表現する味と私が思っているパクチーの味が全然違うのも気になっていた。

あるとき「パクチーが食べられるかどうかは遺伝子で決まっている」という記事を読んだ。味覚を感じる細胞に関する遺伝子はいくつもあってそのうちのある遺伝子があるかないかでパクチーの味は全然違うものに感じられるらしいのだ。遺伝子で決まってるんやったらしゃあないな、と私は十年以上にわたるパクチーへの挑戦をやめた。

初期はタイ料理などでなければパクチーが入っていることはなかったから、複数で食事に行く際「苦手なものは?」と聞かれてもそれほど気にしなくてもよかったが、その後のブームでどこに行ってもうっかりすると入っている。こんなメニューに? というものにも入っている。

創作系フレンチに行って最初に「苦手なものは?」と聞かれてここではだいじょうぶだろうと思ったら、パクチーが入ったサラダが出てきて悲しかった。上に乗っているなら脇によければ食べられるが、混ぜ込まれていると無理だ。以来、このジャンルやこの店ではパクチーは出てこないだろうところでも必ず「パクチーだけが食べられません」と伝えている。


パクチー感受味覚細胞のことを知った少し後で、アスパラガスを食べたあとにおしっこのにおいが変わるのを感知できる人とできない人がいるというのを知った。

以前は、アスパラガスを食べた後のおしっこが独特なにおいがする人としない人がいるのは、分解してメタンチオールを生成する能力がある人とない人がいると考えられていた。それが、おしっこの成分は同じでもそのにおいを感知できる人とできない人がいる、同じ物質に対して

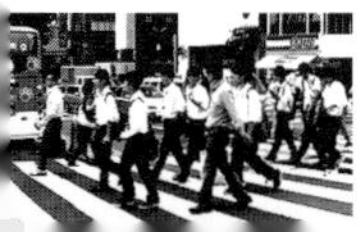

人によって感じるにおいが違うことがわかった。

感知できる人が三分の一、残りの三分の二の人は感知できないらしい。その記事を読むまで、たまにトイレで不思議なにおいがすることがあると思っていたが、アスパラガスが原因だとは気づいていなかった。そう意識してみると、確かに、確かすぎるほどに全然違う。消化の仕組みがどうなっているのかいぶかしくなるほどに、速効で現れる。付け合わせのグリーンアスパラの三分の一本を食べただけでも一時間もせずに明らかにわかる。

え、これがわからない人がいるってこと？とかなり驚いた。こんなに特徴的なにおいが感知できないとしたら、人の嗅覚はかなり差があるということだ。しかもそれは感知する細胞があるかないかで遺伝的に決まっている。だとしたら、パクチーの味が全然違って感じられるのも当然だ。

「パクチーが食べられない」と言うと、パクチーが好きな人はよかれと思って「おいしいのに」「クセがあるから最初は苦手だったけどそれがやみつきになるから食べてみて」などと勧めてくれる。でも、その人が食べるパクチーの味と私が食べるパクチーの味は違う。その人が食べるパクチーの味を私は食べることができない。

ある食べものが嫌いと聞いたときにしばしば「えー、こんなにおいしいのに」と言ってしまうことはよくある。自分がとても好きな食べものだと、嫌いなんて信じられないと思ってしまう。私もそうで、先日友人から「桃が嫌い」と聞いたときには思わず「桃が嫌いな人もいるんや！」と驚いてしまった。今までに似た感じで驚いたのは「はちみつ」。はちみつ味のお菓子をまったく受け付けなかったその人は、くまのプーさんが大好きで、ディズニーランドでプーさんグッズを買いたいのにプーさんのお菓子はみんなはちみつ味だと嘆いていた。

味覚や嗅覚の感知する細胞があるかないかにかかわらず、なにが嫌いでなにが好きかは、その人以外にはわからないし決められないことで、それなのになんとなく、これはたいていの人が好きだろうと思ってしまったりする。

パクチーとアスパラガスのことを知って以来、子供に嫌いなものや苦手なものを食べさせようとするのはほんとうによくないことだとわかった。

私は小学校のときに給食を食べるのが遅い子チームとして掃除が始まっている教室の隅でずっと食べさせられたり、残した生野菜が見つかって教室の前に立たされて先生から見せしめに怒られたりした。その経験から、無理して食べることはないと思ってきたが、さらに思いを強くした。そもそも、食べものの好き嫌いがあってなにがそんなに悪いのだろうか。

子供の食べものの好き嫌いがとても悪いことのように言われるのを見ていると、全員が同じはず、みんながなんでも同じようにできることがよいことのはず、なんでも文句を言わないでよろこぶのがよい子、という圧の強さをつくづく思う。

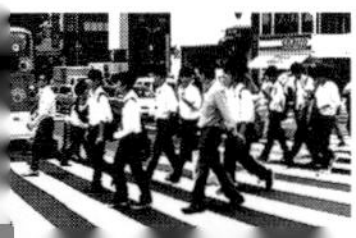

6 多様性とかダイバーシティみたいな

テレビのニュースや情報バラエティをつけていると、アナウンサーの声が響く。

「連休初日の朝、ゆっくりお過ごしのみなさま」

「年末年始、久しぶりにご家族みなさんでテレビを観られているでしょうか」

子供の私はいつも、休みちゃうけどな、と思っていた。父は会社員で休日はだいたいカレンダー通りだったが、母は美容師で月曜日が休みだった（東京は火曜日が休みのところが多いようですが、大阪は月曜なのです）。土日は店が忙しい日だ。お盆休みも連休も、多くの人が休みの日は忙しい。休みではなく、むしろ遅くまで営業している日。

今はそうではないが、昔の年末年始は着物を着る人が多くて大晦日は日付が変わるまでやっていたし、三が日もたいていは午前中に数人の着付けの予約があり、一月四日の初出は若い女性社員が振り袖を着て出勤するという謎習慣があったために早朝出勤だった。

みなさんお休みですね、とテレビから聞こえて来るたびに、休みちゃうけど、と思っていたのは、自分の家族が休みでなかったからだが、だからこそ、他にも働いてる人いっぱいいるやん、と気づいていた。電車もバスも動いてるし、「みなさん」が遊びにいく繁華街や行楽地の施設やお店の人は？　年末年始なんて電車は終夜運転してるのに。他にも多くの人が休む日だから働く人、一年中曜日など問わずに働く人はいくらでもいる。それこそ最近使われるようになった言葉ではエッセンシャルワーカーと呼ばれる人だ。

そういう、「みなさん」とちゃうけど？ と思うことは他にもいくつもあった。

家に帰ったらおかあさんに↓おらんよ。

おかあさんの手料理がいちばんですよね↓作ってないよ。

おとうさんは全然家事をしなくて座ってるだけで↓やってるよ。

家族役割だけでなく、自分のことや他のいろんなこともそうだった。

子供は風の子↓いや、寒いし、出たくないよ。

このアニメは女の子が見るもので、このおもちゃは男の子用で↓なんで分けるんか意味がわからへん。

子供は元気で無邪気↓そうかなあ。

という感じで、それは年齢が上がるごとにどんどん増えていった。

テレビばっかり観ていたのでテレビが私にとっての「世間」だったのだけど、テレビの中は、夜中や夕方の時間帯に隅っこのほうではけったいなものもたくさんあったにしても、ゴールデンタイム的な人気のある番組は「みんなそう」がだいたい前提になっていた。

私の住んでいたところは大阪の中心部から近いけど工場の多い街で、家は町家や長屋的な間口が狭く細長い区割りを基調にしていて隣の家と隙間がほぼない。文化住宅（関東とは意味が違って木造アパートのこと）も多いし、私は市営住宅育ちで、知る限り高校までの友達で家に

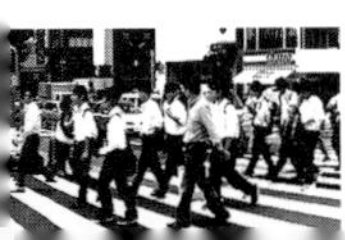

庭がある人は一人もいない。「お金持ち」はだいたい工場や建設会社をやっている人でその工場や会社の建物の上が家になってるからやっぱり庭はない。

テレビドラマやアニメは架空の世界だとわかっていても、その「平凡な」家とか街とかどこにあるん？「普通の」家族ってどこにいるん？「敷かれたレール」の上を走るだけの人生なんていやだ」（というセリフが八〇年代ごろはよくあった）って、そんなん敷いてもろてる人どこにおるん？と、そういうことを考える子供だったから小説家になったんだと思う。

これはその「普通の」「みなさん」に当てはまる人がどうこうというのではなくて、「みなさん」とひとくくりにして呼びかける側への違和感で、そもそも「みなさん」と呼びかけるテレビの人は休みの日に働いている。

喘息だったのも「人と違う」だったし、本ばっかり読んでいるのも「子供らしくない」とたびたび言われたし（ある作家さんのエッセイでも、小学校の教室で本を読んでいたら先生から外に遊びに行けと言われたエピソードがあった）、逆上がりは一度もできないまま人生を終えそうだし、なんか「人と違う」と判定されがち、と思いながら生きてきた。

そのことで特に学校の中でうまくいかないことがたくさんあり、かなりしんどい時期もあった。が、「自分を人に合わせよう」「みなさん、に合わせなければ」と考えてはいなかった、というかその発想がなかった。周りの人が「人に合わせなければならない」プレッシャーの中で過ごしていたと実感を伴って気づいたのは、つい十年くらい前のことだ。

「人と違う」と判定されることで生じる軋轢についてはどうにかしたかったが、自分のほうを変えるとは思いつかなかった。身の回りを整えたり毎日やるべきことを継続したりといった

「ちゃんと」「きちんと」したことをはじめ、できないことが多い自分のことを「だめな人間」「なにかが欠けている人間」と認識してつらかったが、好きなものを嫌いにはなれないし、好きではないものを好きにはなれないし、できないことはできないし、やりたいことをやるためにはどうしたらいいか方向に考えていた。

パーソナルカラーと骨格診断に行ったときに、「普段はどういう色を着るのが好きですか?」と聞かれて、「赤とか青とかはっきりした濃い色とか総柄です」と答えた。「それはめずらしいかもですね。診断に来られる方は、いつも紺や白など無難なものばかり選んでしまって何を着たいかわからないとおっしゃることが多いです」とインストラクターの人は言った。

刺激のあるほうに目が行きがちな性質を自覚したけど、ここはちょっと大阪文化も加わっていて、よく大阪のおばちゃんとして言われるヒョウ柄はそこまででもないけど（私は何着も持ってます）、大阪の友人はだいたい総柄や目立つ要素のある服が好きだ。そしてそれを着ていって周りの人から「なにその柄、おもろいなあ！」と言われるとうれしい。お店で洋服を見ていても白いオーソドックスなシャツなどは目に入らないというか脳が認識しない。

という話を以前ある雑誌の取材の場でちょうどそのタイプの大阪出身の女性がいたのでしていたら、東京出身のすごくしゅっとした写真家の男性が「その発想はなかった。ぼくなんかいかに周囲に埋没するかを基準に洋服選んでますね」と言って、おもしろい表現だなあと思った。しかしその男性の身につけているものは、目立たないけどよく見たらわかる人にだけわかるセンスのよい高級品タイプなのだった。

はい、脱線してなんの話かようわからんようになってきてるね。

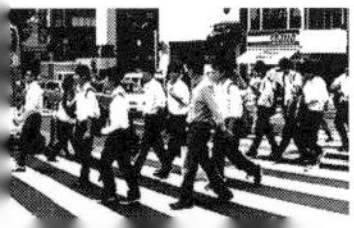

というわけで、イレギュラー要素が多かったというかその中で育ってきた私には、少数派であることのなにがマイナス要素なのかよくわからない、というのは、多数派に合わせなければならないとか多数派のほうが決定権があって当然というのがなぜなのかわからないという意味だ。数が少ない、多数派よりも少ないというだけでなぜ「足りない」「できない」側になってしまうのか、なぜ多いほうが少数のほうに「配慮や理解をしてあげる」感じになってしまうのか、ここはすごく重要なことだと思う。

◉

私も多数の側で不便なく過ごしている要素はたくさんあって、たとえば左利きの人と一日いっしょに過ごすだけで、あ、そんなところも右利きに合わせて作られてるんや、と気づくことがいくつもある。エレベーターのボタンも右側にあるなーとか。

多くの人が休みの日に働いているから社会が成り立っているというか、休みの日に楽しく過ごせるように、「みなさん」に全員が当てはまらないからこそいい感じで日々を生きていけてることがたくさんある、というかたぶん世界というのはそういうものなんだと思う。

べつに「みなさん」のために休日働くわけではなくて、そのほうが向いてるとかおもしろいとかお金になるとか理由はなんでもよくて、「みなさん」のほうも休日働く人のために遊びに行くわけではなくて楽しいから行く。

全員が、多数派で最適化しなければならないなら、そこはあまりバランスのよくない場所なんじゃないかと思う。あまり人が思いつかないようなことを思いついたり、うっかりやらかしてしまったりする人がいて、物事が変わることもたくさんある。

たぶん高校生くらいのときだったと思うが、自然が豊かというのは数が多いことではなく種類が多いことだとなにかで習った。確かにそうで、私が育った街は自然が豊かからはとても遠いところだったが、生き物の数は少ないわけではない。鳥や動物もたくさんいる。カラスとハトとネズミだけがめちゃくちゃいる、という状態になる。

と書くと、多数派をカラスやハトかみたいな扱いをしていると思われてしまいそうなのですが、それは人間から見たらあまり好ましくない鳥と見なされているだけで鳥にとってはそんな優劣的な感覚ではないと思う。こういうのは書くのが難しいね、というのは、いくつかのグループに分けて自分がそのどこかに入っている状態を書くとき、どうしても書き手がいる側がよくて他はそうではない感じがくっついてきてしまう。文章は一本の線で、言葉を接続詞でつないでいくと、そこに序列や強弱が発生してしまうのは、この仕事をしていてずっと悩みどころでもある。

ニューロダイバーシティという言葉があって、「発達障害は脳の多様性の一部」ということなのだけど、この言葉が最近、「発達障害」を指すものだと誤解して広まっていると、ニューロダイバーシティについて発信している臨床心理士の村中直人さんが危惧を表明していた。

そうではなくて、脳には多様性があって、それを多数派少数派にラベリングしてしまっているだけで、本来は多数にある特性も少数にある特性も様々な特性があるということ自体が多様

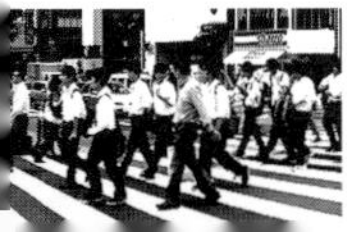

性、ダイバーシティで、それは「自然が豊かというのは種類が多い」を思い浮かべれば想像しやすいと思う。

余談❶ 人と違うことをマイナスに考えたり変えようと思ったことがなかったのは、本や漫画やフィクションの影響が大きい。特に伝記。小学校の図書室に全集でずらっと並んだ偉人伝をよく読んでいたが、たいていの人は子供のときは変わり者だったりなにかやらかしたりして周囲からはみ出して大人から怒られたりしていて、しかしその要素によって発見とか発明とか偉業を成し遂げたストーリーになっていた。だから、自分が「人と違う」ことで困難が発生しがちなのも、そうかそうか、という感じだった。そのためにこういう本が子供が読むために作られて図書室にそろえてあるはず。授業での「みんなと同じこと」を求めるのとはギャップがありすぎるのはなぜなのか。バランスを取るために置いてあるのだろうか。

余談❷ 私は自分の性別、身体に対しても「女」とは思えなかったのだけども、そのことについてもフィクションにそういう人物がたくさんいたから、そうかそうか、と思っていた。まず『リボンの騎士』のサファイアで、生まれる前に天使のいたずらで青いハートと赤いハートを飲まされた場面があって、なるほどー、というか、私もサファイアといっしょや、わーい、と思った。当時の漫画やアニメには戦う女子のキャラクターが多くいた。

『野球狂の詩』の水原勇気、『ラ・セーヌの星』のシモーヌ、『ベルサイユのばら』のオスカル。七〇年代初期、女子も戦いたかったのだと思う。だけどそのときはまだ「男装」や「変装」をしなければならなかった。

余談の余談 フランス革命を庶民側から描いた『ラ・セーヌの星』は、群衆が「マリーを殺せー!」と連呼する場面で毎回始まっていて、七〇年代の当時の空気感てどんなんやってんやろ、と知りたくなる。これも「自分ではない人の感覚を知りたい」だ。

余談❸ 一月四日の初出の慣習は、特にバブル期は証券会社が証券取引所での初取引に振り袖女性を前にずらっと並べて派手さを競っていた。数年前に子供のころのことをエッセイに書くために、今の時代はもうやっていないだろう、証券取引所の立ち会いもなくなったし、と検索してみたらかなり縮小されつつまだやっていて、しかもコロナ禍で中止になっていたのにまた復活したっぽく、誰が何のために??と思った。

余談❹ はっきりしたおもしろい服が好き、は大阪にいれば多数派(というほどでもないけど)、東京にいれば少数派になるわけで、文化の違いで同じことが別の位置になる。そして、大阪にいるときはそういう服が好きなのはその人の個性として認識されるけど、東京にいて「大阪の人ってそうやんなー」となってしまうと「大阪人の性質」になってしまう。このあたりは女性が少ない場で「女性ならではの」と見なされることと、内容の軽い重いはさておき、構造としては似ている。マジョリティはマジョリティであることを意識

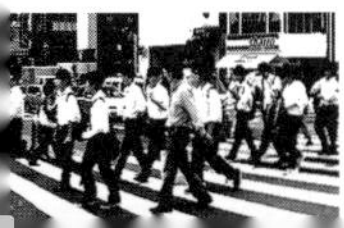

しなくてよく、名指され特徴づけられるのは少数の側である。

余談5 色柄好きな人が洋服店で白いオーソドックスなシャツを脳が認識しない、は複数証言があり、目がすべてを客観的に見ているわけではないことの表れで、それが必ずしも「発達障害」と呼ばれる特性にだけ起こることではないのがわかる。「コムデギャルソンでわざわざ白い普通のシャツを買う意味がわからん」と大阪出身で作家の友人は言ったが（私もそう思うー！）、「コムデギャルソンでわざわざ白い普通のシャツを買う意味がわからん、の意味がわからん」人も多いであろう。最初の発言を聞いた別の作家の友人は「その考え方おもしろいね」と言っていた。

普段は白いシャツが目に入らなくても、白いシャツが必要なときかほしいときは白いシャツばっかりが見える。

余談6 父が家事をやっていたのにはいろんな理由があって余談でも書ききれないのだが、印象に残っているのは、市場に買い物に行くと青果店の店主に「普段家事をしない男にはどうせわからないだろう」と舐められて傷んだものを混ぜられるから市場では買い物したくない、自分で手にとれるスーパーで買う、と言っていたことだ。男が細かいことを気にしたり、傷んだものをつかまされたのは恥だから文句を言ってこないだろう、というのも「舐め」の中にあったに違いない。エッセイかなにかで似たようなエピソードを読んだことがあって、うちの父だけの話ではないと思う。

7 「普通」の文化

この本ではＡＤＨＤ特性のある視点から主に書いているが、検査の結果ＡＳＤ要素も得点としてはけっこう高かった。それこそグレーゾーンというか、まあまあ濃い目のところに位置している。ＡＤＨＤの困りごとから発生する経験が積み重なってＡＳＤ的な困難に近くなることはあるし、最近はＡＤＨＤとＡＳＤが混在していることもよくあると言われる。

今までに発達障害関係の本を読んだり人の話を聞いていても、ＡＳＤ要素はあると思っていた。こだわり行動などはあまりないほうだし、感覚過敏なども日常生活で困難を感じるほどではないが、横道誠さんの『みんな水の中』（医学書院）を読んでいて、横道さんの感覚を「宇宙人」ぽくは感じなかった。すごくわかる、ではないけど、なんとなくわかる、自分はそうではないけどその感覚は想像できる、という感じ。

ＡＳＤ要素で、自分に近いというか想像しやすいのは、コミュニケーションに関わる困難。学校ではグループで行動したり人間関係を保つことが難しく、いわゆる「空気が読めない」「人の気持ちを考えない」言動をしてしまって問題を起こした経験も複数ある。

「人の気持ちを考えない」「思いやりがない」「ひどいこと言う」などは、十五、六歳ぐらいま

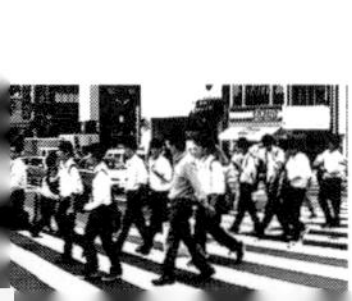

では何度も言われた。子供のころは衝動性が今より強かったので、特に親からは毎日のように怒られていたし、学校でやってしまった言動に関してはいまだに思い出してつらくなることがある。

それは自分自身の問題だし、言動の内容までＡＳＤ特性のせいだとは全然思っていないのだが、世の中でよく言われるＡＳＤは「空気が読めない」「人の気持ちがわからない」はある一面でしかないというか、いわゆる「定型発達」や世の大部分を占めている側から見た表現だとは以前から思っている。

「人の気持ちがわからない」のではなくて、一般的にこうだろうと見なすことになっているのとは別の理解の仕方があるのだと思う。「空気を読む」にいたっては、「空気」はその場の人がそうであるということにしているだけのことで、ほんとうは誰もわかっていなくて読み合っているだけかもしれない。

現代日本で「定型」ではない人（発達障害と呼ばれる特性があってもなくても）が成長する過程で、ＡＳＤ的なコミュニケーション上の困難を抱えてしまうことは多いと思う。

それは「空気を読む」ことがかなり強く求められ、「人の気持ちを考える」が「人は誰でも同じように感じるはず」を前提としているからだろう。「空気が読めない」人を揶揄して「あの人アスペだから」などと言ったりするのは、その場から外れることへの忌避感や不安感が強いからだし、「読めない」と不可能表現を使うのは「読むべき」「読むのが当たり前」との意識の表れに思える。

気を遣ってくれたり思いやってくれたりすることを否定するつもりは全然なくて、今までにいろんな人に接して生きてきて、みんなやさしいな、と心底思っている。ただ、その前提に「同じようにできるのがよいこと」「同じようにすることが思いやり」という思い込みがありすぎてというか、学校でも家族やコミュニティでもそう教えられるし、それに当てはまらないときにちょっと行き違いが起きやすい。

「あなたのためを思ってせっかくやったのに」と言われて戸惑ったりつらかったりした経験は、いわゆる空気が読めて思いやりのある人でもよくあることだと思う。

「人の気持ちがわからない」「空気が読めない」に対して、では「人の気持ちがわかる」ってどんなことなのか、「空気が読める」ってどんなことなのか、と考えてしまう。

ニューロダイバーシティに関する本を書いている村中直人さんは、他の人からＡＳＤの人が「違う」「わからない」と否定されがちな特性を、「文化」と表現していて、ツイッターのスペースで何人かで話している会を聴くととてもおもしろい。「自閉文化」と「定型文化」の違いがあるだけで、そこに優劣や出来不出来があるわけではない。

ちょっと誇張して語られることも多いので、あくまでわかりやすい喩えとして使うだけで、実際に京都では皆がそうというわけではないのを断っておきますが、最近ではテレビ番組なんかでもネタにされがちな「京都特有のコミュニケーション」というのがある。

京都で京都の人の家を訪ねて「お茶でもどうですか？」と言われたら早く帰れという意味だというものである。「おたくのお嬢さん、ピアノの練習がんばってはりますねえ」と言われた

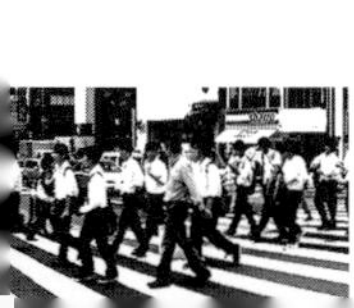

ら「ピアノの音がうるさい」という意味。もっと難易度が高いこともある。

このとき、京都の人は別に意地悪をしようとしてこのような言い方をするのではない。直接的表現は失礼だと思って婉曲表現になっている。気遣いによってそうなっている。

それを知らずに別のところから急に京都に引っ越すことになったとして、「お茶でもどうですか」に「ありがとうございます、いただきます」、「ピアノがんばってはりますね」に「そうなんですよ、努力型の子で」などと答えて、「なんて失礼な人なのか」と近所で言われていたりしたらびっくりすると思う。

別の在り方の文化に接して「正解がわからない」と悩むことは、転職したり結婚して親戚づきあいが始まったりなどの時期にもよく起こる。

仕事をご一緒する機会のある人で、京都（しかも祇園のど真ん中）生まれ育ちの方が「あの婉曲すぎる人間関係がいやで京都を離れてもう三十年も経つのに、いまだに夫から、ちょっとごめん、今きみが言ったのって、やってほしいのかやらないでほしいのかどっちの意味なの？って聞かれるんですよ」と笑っていたが、それほどに「文化」は無意識に刷り込まれている。

◓

同じ英語を使っていても、アメリカとイギリスではかなり違うなーと、双方の国に滞在してみて実感した。アメリカではポジティブでストレートな表現が多く、朝「ハウアーユー？」と挨拶すると、教科書的な「ファイン」よりも「グレイト！」「ワンダフル！」「ファンタスティック！」などがよく返ってくる。朝から元気やなーと思うが、英語がおぼつかない不安な状態で生活していた私にはとても助かるコミュニケーションだった。

そのことをイギリスに行ったときにイギリスの人に話すと、「あー、イギリスだとありえないですね。低い声で、ノット バッド とか」との答え。

独特のユーモアセンスのあるアメリカの知人にこの話をしたところ、「イギリスだと、なんとか生きてる、とか、昼ごろには死にます、って感じかな」と言っていた。イギリス人よりイギリス的かも。

互いにその文化について予備知識がなく、同じ英語だから同じ文化のつもりで挨拶したら、なんで？？となってしまうかもしれない。

外国での経験や外国語での気づいたことを喩えや例にすることが多いが、座標軸が二本から三本になると立体的になって理解しやすいことが増えるからで、どの「文化」が優劣かということでは全然ない。

京都のど真ん中育ちの別の知人は、「家のおばあちゃんとおかあさんは二十四時間人の悪口言うてますー」と、笑っていた。

これも一種のコミュニケーション文化であって、その「悪口」には別の文化の人が感じるほどの意味は込められていないのかもしれない。「悪口」が入っていなければしゃべった気がしないのかもしれない。大阪の人が「笑い」を挟み込まなければしゃべった気がしなかったり、なんでも笑いにしてしまうようなものだ。

私はその「笑い」がコミュニケーションである文化で育ったため、たとえば学校の教室で椅子ごと倒れてしまったみたいなときに、なにしてんねーん、あほやなあ、と突っ込み＋笑いが

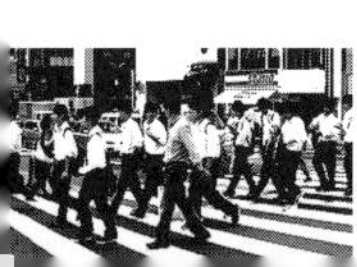

あるほうが自分の恥ずかしさが薄れて気楽だし、誰もなにも言ってくれないとかすごく心配されたりするとかのほうがかえってクローズアップされるようでつらい。だけど、大人になって、他県から転校してきた人が失敗に笑いや突っ込みがくるのをいじめられていると思って最初はつらかった、いじめられているのかと思った、と聞き、たいへん申し訳ない気持ちになった。

ちなみにその人がその前に住んでいたのは兵庫県の日本海側で、「関西」「関西人」とひとくくりにするのも、雑な一般化である。

◐

日本の文化、現代の文化ではよりいっそう、「空気を読む」や「人の気持ちを考えて」気遣いをすることが求められる。どちらも、穏便に波風を立てることなく物事を進めることが大前提になっている。

「空気を読む」が最大に求められるのはバラエティ番組のお笑い的場面だと思う。そこで「空気を読む」ことはときに突飛な言動で笑いやウケを取ることだが、それは番組全体を求められている通りに進行するための要素にすぎない。ときには「空気を読めないキャラ」としての期待に応えてることが「空気を読む」ことになる。

そこにそぐわない、番組の進行をはみ出すようなことをすると「空気が読めない」と見なされる。

「人の気持ちを考えて」「みんなで仲良く」の役割は、特に女性に求められがちな要素だ。「その場の雰囲気」のために女性が呼ばれることもまだまだよくあるし、家族や職場など小さなコミュニティで常に人の機嫌を調整する役割に勝手にされてしまいがちだし、気遣いがあまりできない私でさえもそこでなにかしなければというプレッシャーは薄くても常にある。

だから、自分の思ったことを言う、とか、「空気」とは違う言動をするだけで、集団からはみ出してしまったり、「できない」と判定されたりする。その経験が積み重なって、話すことが難しくなったり自分の言動がおかしいのではないかと気にしすぎたりするようになるのも、よくあることだと思う。

「わからない」「できない」のではなくて、「文化」が違う。もちろん別の「文化」が出会うところでは摩擦や行き違いが起きがちだけども、ああ、そういう考え方もあるんや、とおもしろかったり考えたりできるのも、「文化」の出会いであるはずだ。

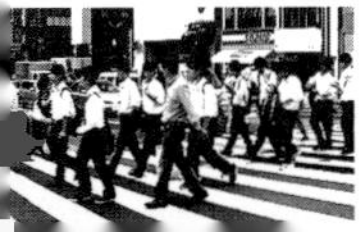

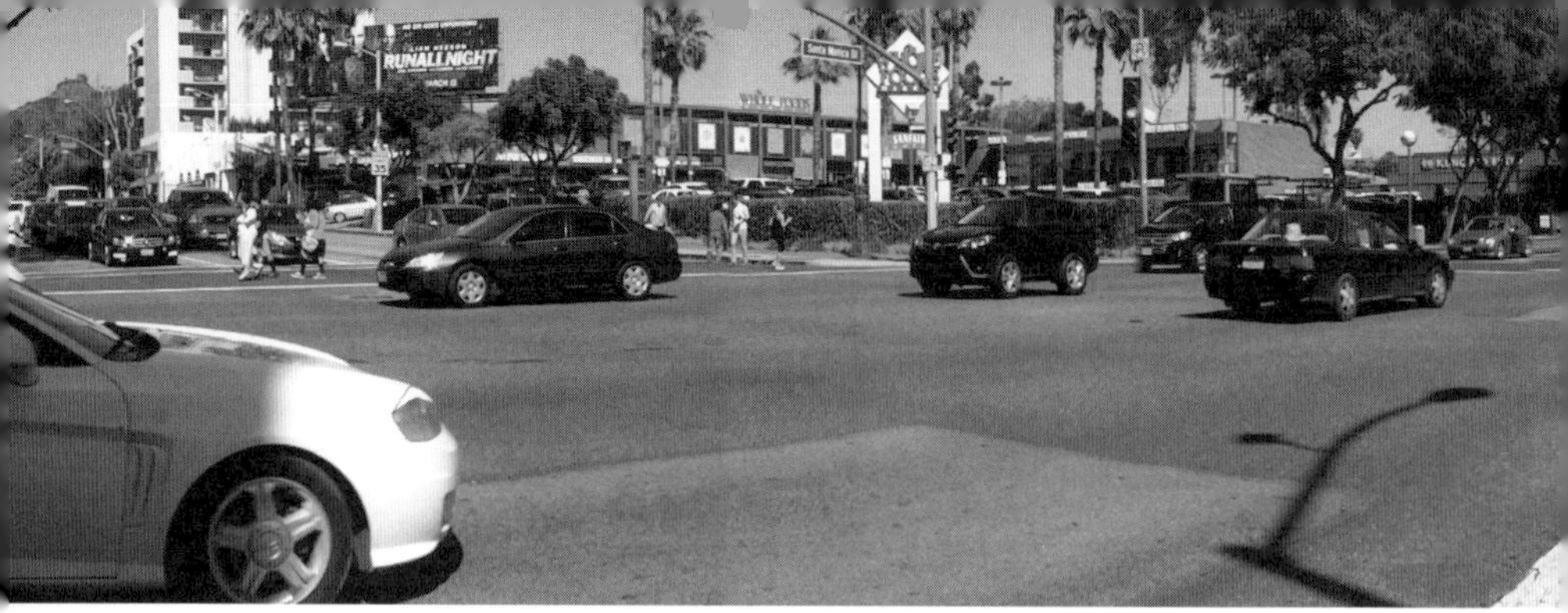
RUNALLNIGHT

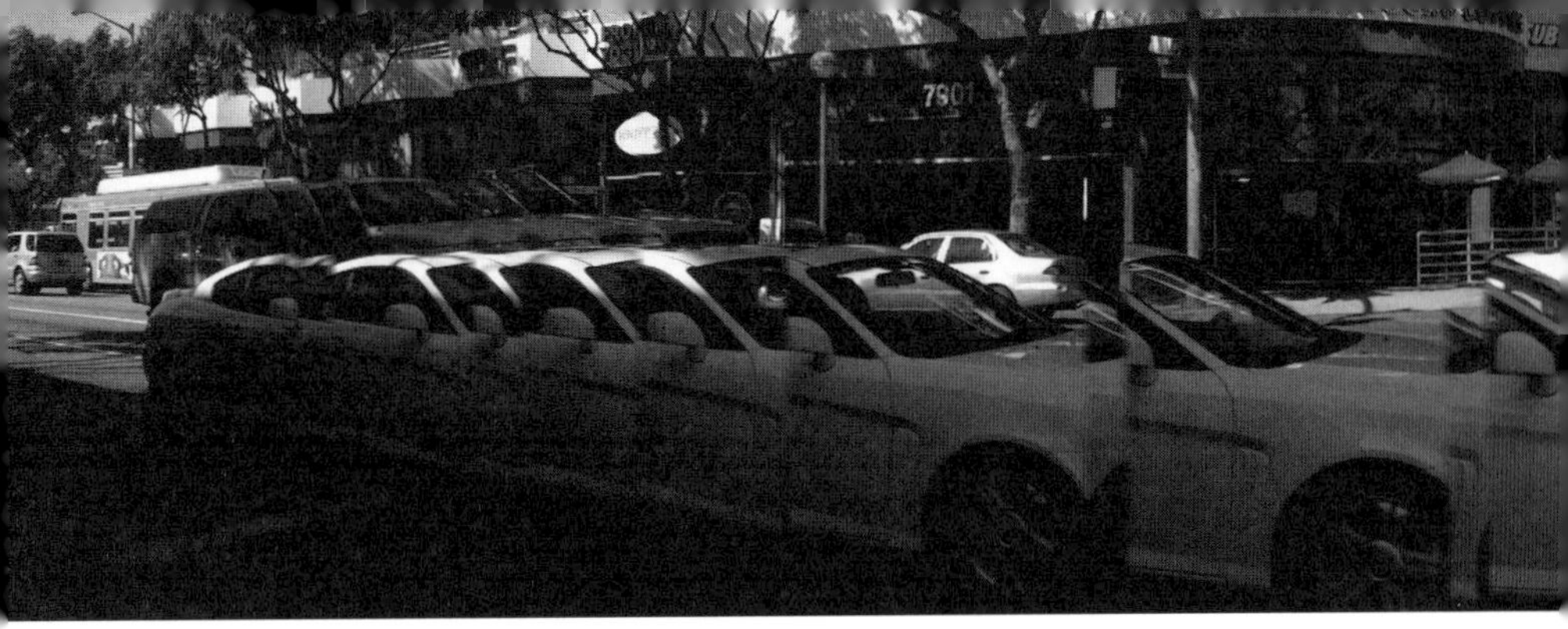

Ⅲ——伝えることは難しい

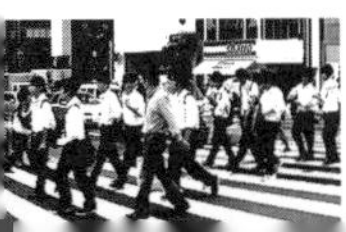

1／そうは見えない

診断を受けたあと、会う機会のあった数人にそのことについて話した。

どういうふうに話せばいいか、私は線が二本以上になるとコミュニケーションが難しいので（七八頁）、なるべく一対一で会うときに話した。特別にお話があります的な感じではなくて、他の雑談のついでという感じで。

私はツイッターでも発達障害についてのあれやこれやをよく目にする、というか、そのことに関して情報を発信しているアカウントをフォローしているし、ADHDの中で言語優勢系の人はツイ廃（ツイッター廃人）になりやすいためにタイムライン上でよく見かける。新聞、雑誌、テレビ、ニュースサイト、あちこちでとりあげられることも増えたから、なんとなく今の世の中では発達障害についてほとんどの人がある程度知っているような錯覚になるが、話してみるとそんなことはないのがよくわかった。

あ、そんな感じで思われてるかも、といちばん思ったのは、「動物占いみたいなやつかと思ってた」だった。

あなたはADHDタイプ？ それともASDタイプ？ みたいな感じね。確かに、SNS上にもよくチェックリストが流れてくるし、私が若いころの雑誌にたいてい載っていた心理テストやらYES／NOの矢印で進んでいくフローチャートやら、それで「あなたは〇〇タイプです」と分類される、ああいうやつっぽいよね。
遅刻をするＹＥＳ、部屋が散らかっているＹＥＳ、マルチタスクが苦手ＹＥＳ、はい、あなたはＡＤＨＤです。空気が読めないＹＥＳ、はい、ＡＳＤです。みたいな感じやね。

実際、そんないい加減で安易な情報が出回っている。

かと思えば、ページビューを稼がなくてはならないウェブサイトではセンセーショナルな見出しで、発達障害という人はこんなにも困った人だと極端な事例ばかり書かれていたりする。職場の困った人や非常識とされることをする人、さらには犯罪をする人を発達障害と決めつけたりする。ほかの話題でもよくある「〜な人の末路」ってタイトルは心底嫌いだ。ちゃんと取材したよい記事もたくさんあるけど。

なんとなく、片づけられない→ＡＤＨＤ、空気が読めない→ＡＳＤというイメージは広がっていて、あと「発達障害→生きづらい」も定番のようである。

だから、私が発達障害の診断を受けて、というと、たいていの人はすごく気を遣ってくれて、心配をしてくれたり理解しようとしてくれたりする。そのこと自体は、ありがたい。

その会話の中で、ああ、当事者になるというのはこういう感じだったのか、と実感することがたびたびあった。それまでにも本やネット上で見てきた言葉だったけれど、いざ自分が当事者としてそれを受け取る側になるとこういう感じがするのか、と。

＊**「私も片づけられないから病院行ったほうがいいのかな」**

……うーん。片づけられないからＡＤＨＤではないし、進行する病気ではないし、「治す」

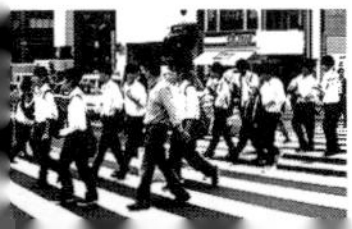

ものでもないから早く病院に行ったほうがいいというのもないし、すごく困っていて調べたいなら行くのもいいと思うけど、というのをどういうふうに伝えたらいいのか、戸惑ってしまう。

自分も「片づけられない」からＡＤＨＤに関心を持ったし、友人でその要素がある人が何人かいてよくその話題になり、そのうちの一人は私の診断を聞いて自分も診断を受けたし、そこに関連はあるのだけれど、「片づけられないから病院に行ったほうがいい」は、あまりに別の要素が直結しすぎているというか、特性と困っていることとそれをどうとらえるかとどう対処するかという、いくつもの層の中で経験して考えることとはかなり距離がある感じがする。

＊「ぜんぜんそんなふうに見えない」「そんなふうに見えないからだいじょうぶ」

これは、おお、噂に聞いていたあれだ、と思った。

他のマイノリティや障害の当事者の人の話にもよく出てくる言葉である。「そんなふうに見えない」の時点で偏見というか先入観がいっぱいだし、さらに見えないからだいじょうぶ→そう見えたらよくない、という意味にもなるのだが、言う人は気を遣っているからそう言うのであって、これもどう説明していいか難しい。

発達障害は、「そう見えない」もしくは外からわからないので困難が生じる。じっとしていて焦りや困りが表情に出ない（出せない）私は、それはそう見えないだろう。だから、困っていることを伝えるのが難しいし、できる、できていると思われがちで、そのギャップであとで問題が起きがちだ。

たとえば、身体だと走るのが速い人と遅い人がいるのは、見ていればわかることであり、遅い人がある程度速くなることはできても、そこまで他の人と同じ程度にできるはずだとは思われない（遅いことで劣っていると思われるネガティブな面はもちろんある。走るのが遅いことで子供時代は嫌な思いはたくさんした）。

運動能力は比較的、生まれつき、というか、各個人の素質がもともと違うと理解されているけれども、発達障害の人が困っていることに関しては、意志が弱い、だらしない、などと判断されがち。「運動能力は各個人の素質だけれど、意志は個人の意志、本人がコントロール可能なものであって、その人の心がけ次第」みたいな感覚がある。

目に見える身体能力ですら他者の感覚を知るのは絶望的に困難なのに、それがさらに目に見えない身体の内側、脳内の違いということになると、そもそも違いがあることすら認識されにくい。

そんなふうに見えないからこそ、だいじょうぶじゃない。

＊「私も片づけ苦手だから／遅刻することあるから、だいじょうぶ」

そう、片づけられないこと自体はだいじょうぶ。全然、片づけられないことでそんなに責められなくていい。遅刻も同じ。

ＡＤＨＤの困りごとは誰にでもその要素があることが多く、片づけも大好きですごく得意でいつでもやりたい人のほうが少なそうだし、誰でもときどきは遅刻する。うっかり忘れものをすることもあるし、興奮するようなことがあってしゃべりすぎてしまったとか普段はやらない

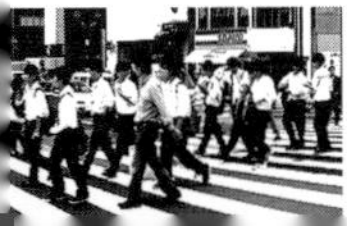

行動をしてしまったとか後悔することもあると思う。

障害について「医学モデル」と「社会モデル」と解説されることがある。「社会モデル」では、その特性なり何かの要素が「障害」になっているのは、今の社会の仕組みだとか仕事で求められる「規格」に合っていないからだと考える。そのことでものすごく困っていて、生活がままならなかったり、問題が多数起きたり、精神的に相当につらくなったりしていなければ、診断を受けたり薬を飲んだりしなくていいし、多少のやらかしは気にしなくていい社会だったらいいのに、と思う。

今の社会の中で「気にしなければだいじょうぶ」に収まっていればそれでいいのだけど、社会がそうなっていないから、学校で問題があると言われたり、会社で仕事ができないとされたり、人間関係であの人は問題だとなったりして、本人が精神的な負担をすごく感じていたりする。だから、今は診断や診察を受けたい人がとても多いのだと思う。

話した人との会話の中でいろいろ聞いていると、ちょっとした用事で遅刻することはあるけど、重要な場面（仕事上で地位の高い人と会うとか、大きな取引の契約とか、世話になった人に面会するとか）では、それは遅れるわけないよー、と言う。

あー、そこはけっこう違うところかもね、と思った。そこで分けられないのが特性の大きさかもしれない。私は、友人の結婚パーティに行かなかったことが一回、自分が審査員の賞の授賞式に行ってなくて担当者からの電話で慌てて家を出て最後の五分だけ出席したことが一回、自分が受賞者の表彰式（受賞者がたくさんいるタイプの会）で本来一時間前に来て選考委員に挨拶などしてまわらないといけないところ着いたら開始ぎりぎりだったことが一回、などなど。

気をつけてもどうにもならないのが困ったところなんです。

話しているうちに、重要な場面で遅刻すると「ひどい人、ものすごくだめな人」になってしまうけど、相手やその場の重要度で遅刻したり時間を守ったりするほうが微妙じゃない？と思ったのだが、それは「世間には通用しない」というやつなのだろうなあ。

「それぐらい誰にでもあるからだいじょうぶ」というのは、つらいことや困っていることをなかったことにしてしまう言葉だと思う。

＊「発達障害という片づけられない病気があって」

これはその時期に別のことで読んでいた本にあった一文。ある社会問題を取材した本で、その問題についてはとても丁寧に偏見をなくしていくように慎重に書かれていたのだが、専門外のことについては認識が雑になるのか、いちおう精神科医のコメントも書かれていたのだけど、発達障害が専門の人ではなさそうだったし、ちょっと的外れな内容だった。

片づけられない病気、というのは、あまりにざっくりと安易で、「病気」との表現もどうなのだろうか。片づけられなくて困っている人の中には発達障害の要素があることがあるのでその可能性も視野に入れたほうがいい、くらいがその場面ではよかったと思う。

診断を受ける前の約二十年間も、私はたぶんＡＤＨＤだろうなーと思っていたし、ここ数年は発達障害の本や記事やＳＮＳで流れてくるいろんな人の話も、自分のこととして受け取ってはいたが、診断を受けたその瞬間を境に、変わる感覚はあるなと思った。

それまでよりも偏見や誤解のある言葉が気になるようになったし、向けられる言葉が自分に

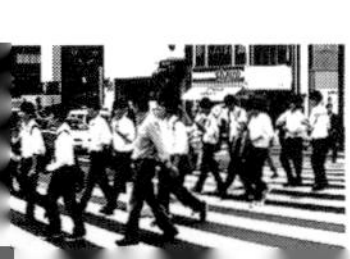

ダイレクトに響く。当事者とはこういう感じなのか、と気づかされることがたびたびあった。「そう見えない」「誰でもある」「自分も」というのは、気を遣って「一般的な人と同じである」と言うつもりなのだと思うけれど、「同じである」ことが「よいこと」である前提を強固にもする。「違うこと」はないほうがよいとされ、「困っていること」は限りなく薄められてしまう。

ＡＤＨＤはそこまで強い偏見にさらされない要素なのではと自分では思っていて（もちろん人や状況による）、そう考えると、自分が日々、今までに、誰かに対してなにげなく偏見のある言葉を使っていたかもしれないし、見聞きしても流してきただろうなと思うようになった。

余談❶ 結婚パーティと自分が審査員の授賞式はどちらも忘れていたわけではない。あることは意識しすぎるぐらいしていて、準備もしていたが、その日付と今日の日付が一致していなかったのだ。日付を勘違いしていたのとはまた違う。スケジュール上にある日付と、現実の日付がたぶん別の並行世界状態になっていて、併存していた。結婚パーティは、そうや、着ていく服を買わないと、と新宿へ行って洋服屋さんでフォーマルな服を探しているときに、えーっと、〇日の土曜日やったから……、あれ、もう過ぎてるやん！　と突然気づいた（並行世界が重なった）。披露宴ではなくカジュアルな二次会だったのでまだよかったが、連絡もせずすっぽかしたことに、事実としてはなる。しかしどちらも、日付が並行世界になっていて、とは言えないというか説明が長いとどんどん言い訳化してしまうので、日付を勘違いしていて、と伝えた。「言葉の正確性にこだわる」特性があるので、そこはすごく気になっている。正確に説明したとして、困惑させてしまうだけだけども。

余談❷ 診断を受けてから、医療保険や生命保険、さらにそれが付随する住宅ローンの条件が厳しくなることを知った。えー、そんなのもあったのかー、と、診断を受けたら受けたで実際に関わらなければわからない大小様々の「障害」（社会の側の）がある。

保険やローンを考えている人は診断の前にやっときましょう、とフォローしているアカウントの人が言ってました。それを知ったあとに知人が審査を受ける機会があったのですが、その人の場合は診断書の提出は求められたもののなんとかなったそうです。「フリーランス」のほうが厳しい感触と言ってました。

余談❸ 人に話してよかったと思うこともいろいろあった。ADHD要素がないかごく少ない人が、子供や甥姪《おいめい》など身近な子供に起きている困ったことが理解できなくて、なぜこんなにこの部分をできない・やらない・やってしまうのかと悩んでいたところに、あ、それはもしかしてこのような感じではないでしょうか、と知ってもらえた。それで発達障害があるとか診断を受けたほうがいいとか言いたいのではなくて、それはそんなにすごく変なことではないし、やる気がないとかわざとやらないのでもないし、もしとても困って気になるようならなにか本読んでみたり診断受けてみたりもありますよ、という感じ。

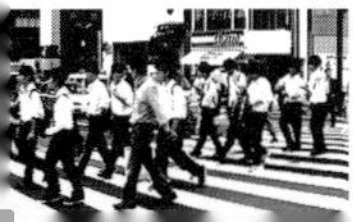

余談❹　こんなことで悩むのは私だけではないか、こんな失敗をしてしまって落ち込んでいる、という場合には「私にも経験あるよ」という励ましはあると思う。

余談❺　発達障害やADHD、ASDと聞き慣れない言葉を次々言われてもわかりにくい話だと思うし、突然話されても理解するのが難しいことだし（当事者だって完全に理解しているわけではない）、全部をわかってほしいなどと思っているわけでは全然ない。へー、いまいちよくわからないけどなんかそんなこともあるんだなー、そしてそれでつらい人がいるんだなー、ぐらいで受け取ってもらえたらいいなという感じでしょうか。

2 「迷子」ってどういう状況？

検査を受けているときの質問の中に「子供のころよく迷子になった」があった。

「ないです」

と答えた。

その面談が終わったあとで考えた。「迷子」。道には迷わないし、動き回ってどっかに行ってしまったこともない。しかし、探されたことはある。

次の面談のときに、心理士さんに言ってみた。

「あのー、前回、迷子になったことはないと言いましたが、私が先に行っていてみんなが探しているという状況は迷子ですか？」

「それは迷子ですね」

「じゃあ、あります！ ていうか、最近もやりました！」

「そうですか」

◐

七年ほど前に、文化交流事業として数人の作家で中国を訪問したときのこと。

帰りの北京首都国際空港。中国の首都、中国で最大の空港となれば、一つのターミナルだけ

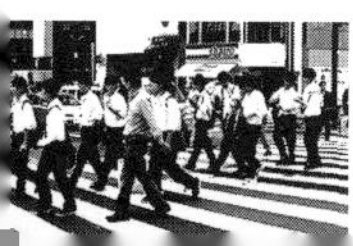

でも広大である。搭乗時刻までには一時間以上あり、引率の事務局の方から、それまではお土産を買ったり自由行動で××時に出発ゲートで集合、と言われた。チケットに記されていたゲートは、そこからかなり遠かった。つまり「ここで」と現場を見て確認できなかった。

一人で買い物をしたあと、なにぶん広い空港なので余裕を持ってその番号のゲートへ向かった。かなり歩き、エスカレーターで下のフロアへ降りてさらに行ったところにそのゲートがあった。「東京 羽田」と表示も合っている。ゲートの先、自動ドアの向こうにバスが停まっていて、周りの人たちはどんどん乗り込んでいく。見回しても、同じグループの人は誰もいない。あれ？ もしかして私、集合時間に遅れた？ と、遅刻の多い私は思った（実は早く着いていたのだが）。

そして、脳裏にはその二、三年前に滞在していたアメリカの空港の光景が浮かんだ。そのときは、搭乗時刻にゲートに向かったがそこからさらにバスでかなり移動した先にゲートがあって、辿り着いたのがぎりぎりの時間になりあやうく乗り遅れそうになったのだった。

やばい、早く行かなければ！ 集合場所はここじゃなくてバスで行った先なんや！ 私はゲートでチケットをかざし、バスに乗った。飛行機がたくさん並ぶターミナルの脇をバスはぐるぐると進み、やっと停まった。飛行機があり、タラップがある。……あれ？ ゲートってやっぱりさっきのとこ？

しかし、バスに乗って戻ることはできない。仕方なく機内に乗り込んだが、現地で使う用に借りていたWi-Fiも携帯の電波も通じない。連絡も取れないし、どうしよう。絶対私のこと探して心配してるよね。でも、他の人も飛行機には乗ってくれるはず……。しかし、なかなか他の人たちの姿が見えず、不安がつのった。

今これを書いている私は、そうか、CAさんに聞いてゲートに連絡してもらうとかできたんかも、と思うが、そういうときの私の脳内はパニック状態かつ外から見たら停止中なのは前述の通りである。出発時刻ぎりぎりに、同行の人たちが乗ってきた。しかし、席はばらばらで、私はかなり離れたところにいるうえに、すでに皆着席&シートベルトで動けない。手を上げて乗っていることは気づいてもらったが話すことはできず、そのときの皆さんの「なぜ？？？」という表情が、今思い出しても申し訳なさすぎてつらい。

「行ったら誰もいなくて（時間か場所かなにかを間違えていて）、そうか、みんな帰ったのか、と一人で先に帰ってしまって探される」類の状況は何度も経験したが、それも「迷子」だったのか、とこの検査のときに理解したのだった。

ウェブサイトで連載している日記ふうエッセイ『よう知らんけど日記』の挿絵を描いてくれている権田直博さんは、とてもユニークな感覚を持っている人なのだが、いろいろ聞いた中でも次のエピソードが心に残っている。

中学か高校のある日、通学路で周りを見たら全員女子で、男子は自分一人だけしかおらず、今日は女子だけが登校する日で自分は来てはいけなかったのだと思い、慌てて帰宅した。

聞いたときは笑ったけれど、似たようなことは私も何回もやっているのだ。

「よく迷子になりましたか」というような、チェックリストにある典型の質問でも、聞いた側

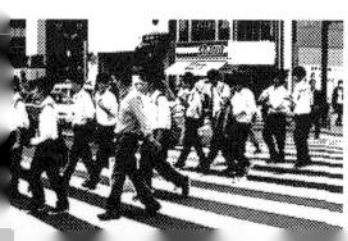

は多様な解釈をしている可能性がある。「発達障害の人は曖昧な指示が苦手」とはよく言われることであるが、じゃあ定型の人って曖昧な指示を難なくわかってるん？ みんなそんなに「あれ」と言えば「あれね」と正確に受け取れてるものなん？？

「それがどのような状態か」の了解を双方が得ることは意外に難しいのでは。

という話を、次の項で考えてみます。

余談❶ 北京首都国際空港のウィキペディアを見たら「利用者数世界第2位」とあったので、1位どこなんやろ？ と検索したら「アトランタ国際空港」でした。意外！ アメリカは「最寄り駅」が空港のとこめっちゃあるもんなあ。

余談❷ とある定期的な会議に出席する仕事を引き受けたときのこと。依頼した人が始まる時間についてこのように言った。

「会議自体は十八時から始まりますが、その前に資料を閲覧していただいたほうが進めやすく、みなさんたいてい十七時から十八時のあいだに来られますが、早く来られる人も遅く来られる人もいらっしゃいますから、その日の都合で調整していただいて、柴崎さんも少し早めにお越しください」

当日になって、？？？ それって何時に行ったらええの？？？ とわからなくなった。聞いていたときは、処理速度が遅いのもあって、十八時……、資料の閲覧……、十七時から十八時……、と一つ一つの要素を取り込んではいるのだが（取り込んではいるのでなんと言われたかは全文思い出せる）、いざ何時に家を出るかに直面したとき、どの部分が「出席する時間」だったのか、わからなくなる。それで、まあとりあえずあいだをとって十七時半、のちょっと早め？　と思って現地に行ってみると、すでに全員揃っており、新入りがいちばん遅く来るという、「あ、今までの人生で何回もやったやつやこれ」状態だった。

発達障害の対策本などによく「曖昧な指示ではなく具体的に」と書いてあるが、定型の人って曖昧な指示どうやってわかるん？　この例の場合、何時に行くの？

しばらく前にも、遠方から東京に遊びに来た友人とその宿泊先のホテルで会うことになった。指定された時間に向けてもうすぐ家を出ようかなというところに友人から連絡があり、前の用事が長引いていてもう少しかかりそうだから何時ごろかわかったらまた連絡する、とのことだった。そうか、と思い、そのまま待機していたがなかなか連絡がない。一時間近く経ってやっとメッセージが来たと思ったら、もうすぐホテルに着くと言う。すぐに出たが、私の家からそのホテルまでは一時間弱。着いた時間にはホテル内の店が閉まるまであまり時間が残っていなかった。

私と同じ連絡を受けた別の友人たちはすでに来ていて、私だけすごく遅く着いた感じになっていた。うーん、私はどの部分の指示がわからなくて、どの部分の行動がずれていたのか……。

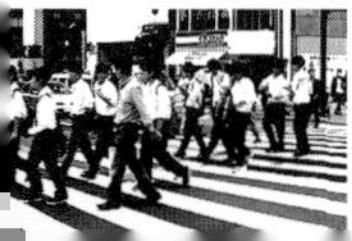

3 視力と不機嫌と客観性

小学校中学校と、視力は2・0だった。

視力検査表のいちばん下の小さい「C」も難なく見えた。テレビを見すぎると視力が悪くなると言うが、一日に八時間見ていてもずっと2・0だった。

1・5くらいになったのが高校の後半だと思う。それでも「自分は視力がいい」との認識は揺るがなかった。

浪人して予備校に通った。たまに階段教室の大きな部屋で授業があった。真ん中より少し後ろに座っていて、黒板に書かれた文字が読めない。あれ、なんて書いてる？と聞いたら、隣に座っていた眼鏡をかけていた級友が、あれが読まれへんのやったら眼鏡かけなあかんで、と言った。

え？まさか。これぐらいで？

長らくかなり視力がよかった私は、「目が悪い」「眼鏡をかける」というのは、『ドラえもん』ののび太みたいに眼鏡を外すと目が「εε」みたいになって、「めがね、めがね」と手探りで探し回るような状態だと思っていた。あんな遠いところの黒板の文字（大きめ）が読めないくらいで？？

眼鏡を作ったのは大学に入ってからだったが、視力検査をすると0・8くらいになっていて、普段は眼鏡がなくても過ごせるが授業中や映画を見るときは眼鏡をかけることになった。

今では視力は0・1なくて、眼鏡かコンタクトレンズなしでは外は怖くて歩けないし、家の中でも不便である。それでも、あの予備校の階段教室で言われるまで思っていたような「めがね、めがね」のイメージからはだいぶ遠い。


なにが、どれくらい、大変なのか、困っているのか。本人は意外なほどわかっていないものだ。理由は簡単で、人間は自分の身体しか経験することができないからだ。自分ではない人の体に入ることはできない。自分の身体と感覚しか知らないので、他の身体と比較することはできない。

身体の感覚だけでなく、たとえば家族などの人間関係も、自分の状況を客観的に見たり比較したりすることが難しいものだと思う。

身体に比べれば、人の家には出入りすることができるし、人の経験や状況を聞いて把握することもできるのだが、自分が育った家や自分が渦中にある人間関係では、どういう状況でなにが起きているのか、把握することが難しいことが多々ある。

人の話を「うわー、それはひどい、大変だったんだね」と親身に聞く人が、自分のことになるとまったくそう考えないことはよくある。親や家族、職場などの小さい集団の中や、親密な状態にある人との関係が難しい人はそうなりがちで、内側と外側から見えるものが違うのもある。「あなたのためにやっている」と言っている人自身も信じ込んでいる観念を、思い込まさ

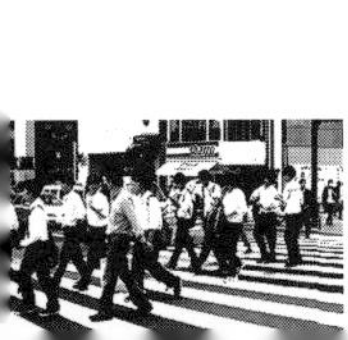

れていることもある。うすうす疑問を抱きつつ関係を壊したくないからそんなはずはないと見ないようにしているのもあると思う。

人は、自分の顔を自分の目で見ることができないというシンプルな真理から逃れられない、かつ普段はそれを忘れていることも大きい。

今は、家族や近い人間関係に関する言葉もたくさんある。虐待、DV、モラハラ、パワハラ……。この言葉や解説が自分が若いときにあれば、もっと早く気づけたかも、なんとかなったかもしれないのに、と思うことは多い。本や経験談を多く読めるのも、ほんとうに助かる。

一方で、例として描かれているのは、状況を広く理解してもらうためにかなり極端な人や事例になりがちでもある。極端に描かなければ描かないで「それくらいで」「そんなの誰でもあること」「今の若い人は文句を言いすぎ」などと流されてしまう。

それで、自分と近い状況の事例が紹介されていても、「自分はこんなにひどくないから」と気持ちを抑え込んだり切り離したりするのは、よくあることだ。

◐

長いつきあいの友人がいる。家族の不満をまったく言わないので、てっきり良好な人間関係にいるのだと私は思い込んでいた。数年前になって、少しずつ困りごとがあることがわかってきた。本で読んだり知ったりしたことから推測して、私は彼女の家族の様子を尋ねた。

「怒鳴ったりしなくても、不機嫌になるとか？　直接言わずに不機嫌で相手をコントロールしようとするパターンってよくあるよ」

「ううん、全然そんなことない。私ができないから悪いだけ」

そうなのか、と釈然としないまま、その後もなにか引っかかるのでよくよく聞いてみると、その家族は彼女がなにかを相談したり伝えたりしようとすると「頭が痛い」と言って寝込んでしまう」「わかったよ、と言ってあとはずっと黙ってる」と言う。

「それが不機嫌やん！」

と思わず言ってしまったが、彼女には「不機嫌」というのはもっとわかりやすく表情に出したり物を投げつけたり机を叩いたりすることとイメージされていた。

これくらいで不満を言ってはいけない、他の人より恵まれている、という抑圧の強い世の中なので、事例を読んでもつい「自分はまし」「もっと大変な人がいる」と、実は大変な状況にある人ほど思ってしまう。

知りたくないのもあるかもしれないし、時間が経ってからあのときのあの状況はおかしかったのだとようやく気づくことは誰にでもよくある。


発達障害にしても人間関係の問題にしても、チェックリストはたくさんあるが、自分で自分のことを「チェックする」のは難しい。そこに書かれている言葉がなにを意味するのか、具体的にどういう状況ならその範囲と考えていいのかも難しいし、自分の顔は自分以外の人は常に見ているのに、自分だけが見られない。

眼鏡をかけて、ほんまや、めっちゃ見える！と驚いて、自分の視力が落ちていたことを一

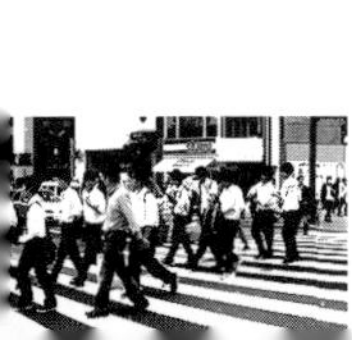

瞬にして理解できたように、他の人の感覚や状況を体験できる道具があったらいいのにな、と思ったりする。

人のつらさはわからない。

それと同じくらい、自分のつらさもわかっていないのかもしれない。

4 ASDキャラとADHDキャラ

フィクションにはＡＳＤの人物がけっこう登場する。

近年、特に発達障害が注目されるようになって、ＡＳＤの人物が登場する映画やドラマもよく紹介されている。

それらのフィクションではたいてい、ＡＳＤの人物は、特定の能力がずば抜けて秀でている。いわゆるサヴァンと呼ばれる一瞬で細部まで克明に記憶する能力で、人体の構造を見抜く新米医師として活躍する『グッド・ドクター』（韓国ドラマのリメイクだが、私が視聴したのはアメリカ版のほう）。幼いときから法律書をすべて記憶していた少女が弁護士になる『ウ・ヨンウ弁護士は天才肌』（こちらも韓国ドラマなのはなにか理由があるのだろうか）。

フランスの捜査ドラマ『アストリッドとラファエル 文書係の事件録』では、文書管理係をしていたアストリッドが驚異的な記憶力と知識によって事件の解決に貢献する。昔に比べれば極端なキャラ化はされていないし、実情をしっかり取材していて勉強になる部分も多いのだけど、基本的な枠組みはこのタイプがほとんどだ。

この主人公たちに共通しているのは、特筆すべき能力を持ちながら純粋で幼さがあることである。他の障害者の登場人物の描かれ方にもありがちなことかなと思う。

ＡＳＤの感覚や思考は、横道誠さんが「宇宙人」と表現されていたように、定型の人とはか

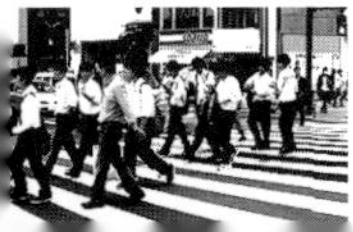

なり違って特徴があり、キャラクターとして描きやすい面があると思う。空気を読まないがゆえの純粋さは視聴者・読者・観客（このあたりをまとめて表す言葉はなんやろう）の共感や感情移入を誘う人物としても、人気があるのではないだろうか。

少し違ったタイプで印象深かったのは、『シカゴ・メッド』に登場する外科医のレイサム。超優秀な技術で難手術をいつも成功させているが、ASDゆえの冷徹な判断やもの言いで周囲との軋轢も生じがちである（さらに黒人でユダヤ教徒というユニークなキャラクター設定である）。

軋轢に対処しようと電気刺激を組み合わせたシミュレーションで「感情」を「学習」し、効果があらわれるのだが、そのことによって難しい手術の最中に判断に迷いが生じ、患者が危険な状態になる。なんとか手術を終えた後、レイサム先生はASDの「治療」をやめる。

『シカゴ・メッド』は精神科医が重要な役割を担っていて、アメリカにおいて精神疾患や精神的トラウマなどのケアが重視されていることがわかって勉強になることも多い。ただ、強迫性障害の患者のエピソードで単純化しすぎでかえって危険では？という治療法を試みていたので、レイサム先生のエピソードがどれくらい現実味のあることなのか難しいところだが（テレビドラマはなんの分野においても単純化やディフォルメが起こりがちである）、なるほどと思わされる描き方だった。

◐

一方、ADHDのキャラクターはというと、ぱっとタイトルやキャラクターがあがる感じではない。ＡＤＨＤの特徴をキャラ化すると、おっちょこちょい、粗忽な人、などで、これは昔からフィクションの中によくいるキャラクターであり、特段ＡＤＨＤと名指されることが少ないのはあるだろう。

ＡＤＨＤ、あるいは発達障害と明示されているキャラクターで今ぱっと思いつくのは、映画『サムサッカー』とドラマ『ニュー・アムステルダム』、どちらもアメリカの作品である。

この二作ではいずれも薬物依存の問題を抱えた人物として描かれる、というか、ＡＤＨＤそのものの問題よりも薬物依存の部分がクローズアップされている。

アメリカでは、日本よりもかなり早い時期から発達障害に対する薬での治療が行われ、日本で現在使える薬よりもかなり強い薬が小学生など早い時期からどんどん使用されてきた背景がある。『サムサッカー』の主人公の高校生は、ＡＤＨＤで本人が悩んでいたというよりも、学校生活にうまく馴染めないのを教師たちから一方的にＡＤＨＤと言われて服薬指導される。薬で急にめざましく活躍するものの、結局は服用をやめて自分らしく生きる、というストーリーだ。

さらに、アメリカの二〇一〇年代のテレビドラマを観れば、オピオイドなど強い鎮痛剤の依存、乱用が深刻な社会問題なのはよくわかる。ＡＤＨＤの薬も他の薬の依存や乱用につながる危惧があり、その部分を大きく取り上げるのは仕方がないとは思う。

しかし、ＡＤＨＤとしてどのような苦しみや困難を抱えているか、あるいは特性を生かせているかがあまり描かれないことは残念に思う。

『アストリッドとラファエル』では、アストリッドの助けを得る刑事のラファエルがそこはかとなくＡＤＨＤっぽい性質を持っている。思い立ったら行動する、口に出す、そのことで次々

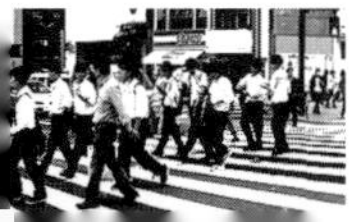

に問題が起きる。離婚してシングルマザーであり、自分に好意を抱いている同僚男性の気持ちにはまったく気づかない、などのエピソードが入れ込まれている。

インターネットで検索して「ＡＤＨＤのキャラクターが登場する映画・ドラマ」として紹介されているものを他にもいくつか観てみたが、ほとんどはＡＤＨＤと言及されていなかった。失敗を繰り返し、仕事や人間関係が長続きせず、トラブルを起こしがちな、つまりフィクションにはよくいる登場人物である。

ＡＤＨＤの特性は、ＡＳＤのように思考や感覚や行動の際立った特性のあるキャラクターとしてではなく、個々の失敗やトラブルの表れとして、またその集積としての「困った人」として描かれるのだろう。ＡＤＨＤの個々の困難や失敗は、誰にでもあることの延長であり、程度の問題であるから、「起きた結果」が語られがちである。そしてその語り方は、自虐や落語的な笑いになるか、周囲の人への負担（日本語では迷惑）かになりがちに思う。

だから、ＡＤＨＤと明示されるのは薬物依存問題について語るときになるのだ。

ＡＳＤは特にそうだが、ＡＤＨＤも発達障害の登場人物として実はこんなに才能があると語られることもよくある。クリエイター系の仕事以外では、発明家や事業に成功した人物などが多い。驚異的な能力があると描くことは、発達障害を持つ人の励みになることもあるだろうし、発達障害がどんなものなのか知るきっかけになることもあると思う。一方で、「才能がある」からよいとされるのは、「条件つきなら認める」という感じがする。

ＡＳＤとＡＤＨＤ、どちらが困難かと比較したいのではまったくなく、ＡＳＤはＡＳＤでキャラ化されすぎではと思う部分もある。『レインマン』があまりに印象的すぎてステレオタイプな刷り込みが形成されてしまったが、ＡＳＤがみんなサヴァンではないし、先に挙げたドラマのような「天才」外科医や弁護士に誰もがなれるわけでもない（『ウ・ヨンウ』では天才でないＡＳＤの人が関係する事件を扱う回があった）。キャラクター化するためにはなにかしら「愛される」部分が必要だから、ＡＤＨＤだと「天然ボケ」的な方向になるかもしれない。

　あまりに「実は才能がある」「こんなに純真」などと強調しすぎることは、そうではない人にとって「受け入れやすい」発達障害者像ではないのか、とも考えてしまう。現実では「アスペだから人の気持ちがわからない」「だらしない」と遠ざけたり職場から排除したりしながら、都合のよいキャラだけを賞賛してラベルだけが一人歩きするのは不安を感じる。このあたりは斎藤環さんの『「自傷的自己愛」の精神分析』（角川新書）で丁寧に分析されていて考えるところが多々あった。

　こういうのは、他の障害者、外国人や性的マイノリティに対しても、フィクションでもノンフィクションでもマジョリティのための「語られ方」になる危うさがある。「発達障害についてなにか書く」ことは、私もその「都合のよい理解」の一端を担ってしまうかもしれず、私個人の特性が他の人もそうであるように誤解される危惧があって、今こうして書いていても逡巡が続いている。

　私は、ＡＤＨＤの内側で何が起こっているかを書いてみたいと思って書いていて、私にとっ

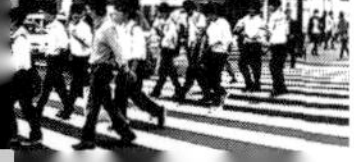

て書いてみたいとは、伝えたいよりもまず考えたいであり、伝えるのも私の知識をあなたに送りたいのではなく、読むことで考えてもらえれば、というのは「考えさせられました」と言われたいのではなくて、なにかしらの思考の動きのきっかけになれればいいな、と思って書いている。

余談❶ 例が主にアメリカの警察や病院を舞台にしたテレビドラマばかりになっているのは、コロナ禍で出かけられない時期に、ある人のツイートに書いてあったのがきっかけで観始めた『LAW&ORDER 性犯罪特捜班』にはまり、そこから同じプロデューサーのドラマ、また別の警察ドラマとひたすら配信で観ていたからです。

なぜアメリカのドラマかというと、昔からアメリカの映画や小説が好きで、登場人物に対する距離やとらえ方が私にはほどよく思えるというか、日本にいる私からはほどよく異世界ファンタジーでもあり、コロナ禍や仕事仕事でしんどい期間にちょうどよい現実逃避先であるからなんですね。一話完結形式なのも脳の負担的にほどよいし。そしてアメリカって現代社会問題の最先端というか、警察や病院のドラマを観ていると、日本で問題になることって五年や十年前にアメリカで問題になってんねんな、と思うことが多いからでもあります。

韓国ドラマが人気でおもしろいんだろうなとは思うけれど、映画の星取り評の仕事をしていたときに韓国ホラーを集中的に見て、風景や人の外見が近いとリアルで怖いのを実感し、今の自分にとっての「逃避」先にはならなそうという先入観であまり観ていない。韓国の映画はよく観るし小説も読むのに、家で夕食後に気楽にと思うとモードが変わるのかも。

余談❷　「迷惑」って英語やったらなんていうんやろ、とここ何年か思っている。「人に迷惑をかけない」ってこの数十年の日本の「道徳」の中心にどーんとあるもので、自由も「人に迷惑をかけなければ」と言われるし、「人に迷惑をかけるような人間にならないで」と子供に言ったりするし、ほんでその「迷惑」ってどういうこと？　人に助けを求めるのは迷惑？　と思ったりする。

troubleだとより具体的に問題事って感じがするし、botherはもっとイヤなこととされてる感が強まるし、annoyはうざいとかいらいらする感じやし、inconvenienceは「ご不便をおかけして」やし、なんかそういうのをひっくるめてとにかく人を煩わす（と誰かが思うこと）を「迷惑」って表現してそれが重大なことになってるのが今の日本で生きていく中でしんどいことなんちゃうかなあ、と思う。そして「発達障害」の困りごとはこの「人に迷惑をかける」とすごく近いところにある。

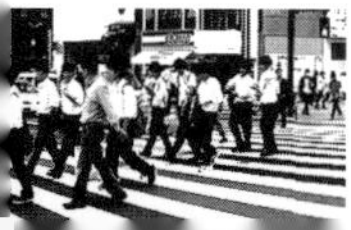

5／片づけられない女たち？

今、部屋の床の見えている部分は四割ぐらい。

五日前に取り入れてそのまま積まれている洗濯物、かばん全出し方式のために出された中身（外身は片づけた！　えらい！）、本棚に入らない本の山が一、二、三、……八か所ぐらい？　小説を連載している新聞、仕事でやりとりしているゲラの紙、紙、紙、紙、映画館や美術展で持って帰ってきたチラシやパンフレットの紙、紙、紙、とにかく紙、多種の電源＆コード、とにかく紙。

散らかっていてもいいのだが、現状、部屋の中を歩くと机や棚に積み上がっているものが体のどこかに当たったって落ちる。床に落ちているものを踏んで滑る。滑っていつか怪我をしそう。怪我は困るので、歩く空間ぐらいは確保したいなあ。

女は片づけられる、女の部屋は片づいているはず、というイメージはどこから来たのだろう。女性のほうが、持ち物が多くなりがちだ。洋服やら化粧品やら。そんなのは自分の趣味というかほしくて買っているんだろうと言われそうだが、それだけでもない。化粧しないで人に会うのは難しい。洋服もそれなりに整っていなければならないプレッシャーは女性のほうが強い。会社勤めで男性は毎日同じスーツでもいいが、女性はそうもいかない。会社に行くのも改まった場のフォーマルな装いも男性は同じスーツでもいいかもしれないが、女性は別のものを揃えなければならない確率が高い。結婚式に着ていく服も毎回新調しないと、という人も多いだろう。

私は頭を洗うのが面倒だから丸坊主にしたいけど（スポーツ刈りぐらいでもいいけど）、男性よりはハードルが高い。髪を整えるにもあれやこれやと必要になる。

料理道具やら生活用品も持っている種類が多そうだし、家族で暮らしている場合その管理は女性になりがちでもある。これらはもちろんステレオタイプであるけれども、そのステレオタイプは現実に影響して役割が偏ってしまう。

片づける能力に男女差はないと思う。女性は子供のころから片づけるようにうるさく言われたり片づけられないことへの恥の感覚が強くて大なり小なり訓練されてきて、男性は子供のころは母親、結婚してからは妻がやってくれるという人も多くて、そこで差がついているのはあるだろう。男女ともにいつもすっきり片づけている人はいるが、私の狭い観測範囲では、ものすごくきれいに片づいているというかお店のように整えられた部屋なのは男性が多い。雑誌のインテリア特集でも、女性はほどほどに生活感がある部屋だが、男性はお店っぽい。

一見真逆だけど生活感のなさという点では、終電を逃した人に声をかけてその人の家に行く「家、ついていってイイですか?」というテレビ東京の番組で、若い会社員男性の部屋に行くと引っ越したそのままほぼ家具がなく、床にコンビニで買ってきた食べものの残骸が散らばっているだけの光景があった。ルームシェアで男性二人で住んでいたが、お互いにあの状態で気にならないのだなあ、と思った。あれが女性の部屋ならすごく驚かれそうだ。

交際相手に片づけ力を期待される女性、ついつい片づけてしまう女性も多いと思う。

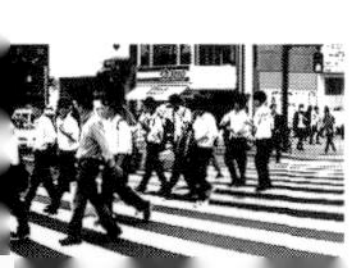

片づけられない問題は、長らく私の課題というかほとんどアイデンティティとなっており、この状態といかにつきあうかに常に直面してきた。東京に移ってからは、数年に一回は引っ越して強制的に押し入れや引き出しの中身を全部出す、その過程で多少は捨てられる、を課してきた。

そんなに片づけられないなら引っ越しが大変なのではとお思いでしょうが、荷造りサービスというのがあります。荷造りと荷ほどきと両方あるけど、荷ほどきは高額だし、荷ほどきを自分でやる過程で整理ができるので荷造りだけ。それだとそこまで高額ではないし、仕事柄自由な生活時間を生かして一番安い時期時間帯に頼めるので総額は抑えられる。

荷造りサービス、たいてい数人の女性スタッフがやってきて、とにかく詰める、どんどん詰める。前日までなにもしてなくても、数時間で作業が終わって感動する。今はあまりにも本が多くなりすぎたために、五時間ぐらいかかったうえに段ボールが途中で足りなくなったりしたが、でも五時間！（お昼休憩あり。皆さんお弁当を食べていました）。

自分でやると、これはこっちに入れたほうが、捨てたほうが、これはあのときの、などといちいち考えてしまうが、他人は速い。物体は物体でしかないから、とにかくなんでもどんどん詰める。

それゆえに、荷ほどきしたとき、段ボールの中に丁寧に緩衝材の紙で包まれたものをなにかと開いていくと、使用感ありすぎの台所用スポンジなどが出てきて、ぎゃー、となる。

普段の生活に埋もれているときはまだ使えると思い込んでいるが、こうして背景から切り離されるとどれだけ汚れているかよくわかって捨てられる。荷造りの前に捨てとけばいいのに、スタッフの方ごめんなさい、と思うが、数年に一度自分にとって重要なイベントである。

とはいえ、人が来るときは家を片づける。何時間もかかって、ときには何日も前から片づける。だからいちおう「そんなに散らかってないよ」などと人からは言われていた。


ＡＤＨＤの診断を受けた直後、友人が家に来た。同世代の男性で、大阪から東京に引っ越してきたばかりで、家電などをもらってくれることになっていた。ついでだからごはんを食べつつ、発達障害の診断を受けた話をした。彼は発達障害についてはあまり知らず、最近よう聞くけどそれなんなん？　みたいな感じで聞いていた。柴崎さん、絶対ちゃうやろ、と言う。

世間的に見れば、彼は破天荒というか言動がおもしろい人で、私のほうは作家で新聞で社会問題についてコメントしたりしているため、私のほうがきちんと整った生活を営んでいそうに思われがちである。しかし、彼のほうが、行ったことはないがたぶん家は片づいており、細かいところも意外にきっちりしているとは感じていた。柴崎さんが障害あるなんて全然思われへんでー、思い込みちゃうん？　と言われ、まあ、そう思われるか、とその日はそこで帰っていった。

しばらくして、今度は素麺をもらってくれることになり、取りに来た。来るまでに片づけようとしたのだが時間が足りなかった。まあええか、と部屋の一部に紙や雑多な山を残したまま

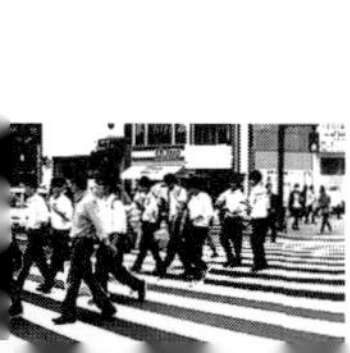

で、友人が来た。素麺を受け取りながら、彼が室内をじっと見ている。そして、こないだ発達障害なわけないやんって言うたけど、これはちょっと……、なかなかのもんやな……。

えっ、そうなん？　これぐらいで？？

まあ……、そうやな、納得したわ。

私にとってはそのときの部屋の中は普段に比べればほとんど片づいていると言ってよく、ちょっと山が残った程度なのに、これくらいで「片づけられない」と認定されるのか。やはり自分はけっこう片づけられないのやなあ、と実感した。友人は外国などいろんな場所で他人の家に行っているので、多少のことはどうもないと思っていたのだが、普段の私の部屋を見たらどう思うだろうか。

◐

少し前に、ある新聞で発達障害に対しての理解をうながす特集連載があった。そこで、ＡＤＨＤの女性と彼女の行動にものすごく困って最初は怒っていたが反省したという夫の話が載っていた。

夫は、彼女の行動があまりにぶっ飛んでいて驚くと言うのだが、その内容が、買ってきた魚が冷蔵庫の野菜室に入っている、子供の水泳道具を片づけたあとゴーグルが洗面台に置いてある、など、私にしてみれば、なにをそんなに驚いているのかわからない例ばかりだった。魚と冷蔵庫、ゴーグルと洗面台。普通やん。目的と場所が一致してるやん。下駄箱から秋刀魚やとちょっとはびっくりするかもしらんけど。

その記事は、いかに妻が日常生活をこなせずに常識外れか、夫は常識で測って怒りすぎたことを反省して今では理解してサポートをしているか、という感じでユーモアも交えつつまとめられていたのだけども、野菜室に魚で非常識扱いするのどうなん、むしろ発達障害への偏見を強化してない？　なんでも問題なくできる夫が思いやりで助けてあげるみたいになってない？　とご本人たちの実際のところはわからないが知らない人に向けてインプレッション強めにしたっぽい記事の語り方、まとめ方に釈然としなかったし、女性は家事ができて当然という抑圧をかなり感じた。

部屋の中で歩いたら物が落ちるのも、床の物を踏んで怪我しそうなのも困ってるけど、なんとかもうちょっと片づけたいなとあれこれ工夫も努力もしてるけど、片づけられないことが欠陥のように扱われるのは正しいことではないと思う。

『片づけられない女たち』というタイトルで、それについて書かれた本が出て、そして売れたのは、女は片づけられる、片づけるべき、という抑圧の強さの証明でもある。苦手なことを無理にやる、やらなければならないとプレッシャーを受けるのはしんどいことで、なんか他にやり方あるはずやのになあ、と思う。

ぼちぼち、ほどほどに、ずっとつきあっていくという感じでいいんちゃうかな。

余談❶　私の高校の体育祭では、チームごとに手作りのユニフォームを着なければならなかったのだが、なぜか女子が出席番号が同じ男子の分も作る決まりだった。つきあってい

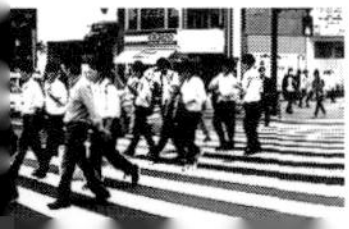

る相手がいるとその男子のは彼女が作る暗黙の了解があり、そうすると二着作らないといけないことになる（作らなくてよくなる女子も発生する）。友人は、数日前に台風が来襲し床下浸水しそうな中で泣き叫ぶ妹をなだめながら自分のと番号が同じ男子のと彼氏のとを作っていた。今から思えばかなり理不尽である。私が高校生だったのは一九八九年から三年間だが、あんな「伝統」はいつできたのか。さすがに今はやっていないそう、というか、やっていないと思いたい。

余談❷

コロナ禍で断捨離が流行ったそうで、私も家にずっといるし、と片づけ系の本を買ってみたりインスタグラムでミニマリスト系アカウントをフォローしたりして一時ちょっと物を減らした。しかし、その後の仕事の都合で本と紙がすごいスピードで増えてしまい、収集がつかなくなると探すより買うほうが早いということで他の物もいろいろ増えて、今はどうにもならなくなっている。本を預けるサービスも最近充実しているらしいが、見える範囲にないものは意識から消えるので私は難しそうだ。

そして片づけ系インスタグラムをフォローしていると、自己啓発系の投稿がやたらと表示されるようになってしまった。自己啓発というのはつまるところ、世界や他人を変えることはできないから自分の気の持ちようを変えていこうという方向なので、片づけとつながるんだろうなと思った。特に家族のことがままならない家事を担う立場の人が、自分でできて達成感のあることが片づけなんやなあと。そして自己啓発系は、役に立つ場面もあるけれど、政治や社会を変える発想ではなく自己防衛に向かうのでそのうちに投資アカウントばかりが出るようになり、なるほどなあ、と思ったりした。

余談❸ この本の原稿を書いている時期は、ちょうど新聞の夕刊に小説を連載していた。毎日掲載される、なかなかにハードな仕事で、そのあいだに部屋の散らかりが人生で最高域の手のつけられなさになった。なんやかんや言いつつ、今まではどこかで戻せる地点があったのだが、限界値を越えるとどうにも収拾がつかなくなるんやなー、と学びました。

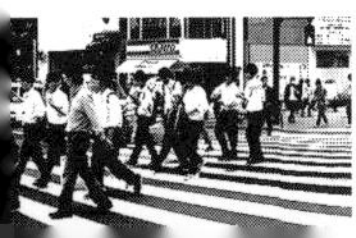

6／わからないこととわかること

ちょっと前に、現代アートのイベントに行った。いくつかの映像作品が上映され、制作した作家と企画をした人たち数人がトークをする。そのあとに観客からの質問を受ける時間があった。最前列にいた男性が、こんな質問をして申し訳ないかもしれないがぼくは普段こういうのを見ないからよくわからなくて、どうやったらわかるんですか、と聞いた。

都心から離れた住宅街の古い建物を改装した会場だったのもあって、美術展やアート系イベントにしょっちゅう行くのでない人も参加していた。

登壇者がどう返答したかははっきりおぼえてはないのだが、帰り道で私が最初に思い出したのはいつか読んだ平田オリザさんのインタビュー記事だった。豊岡に作った劇場で演劇祭を行ってきた経験について話していた。地元のお客さんが観に来る枠があって、最初の年には全然わからないと言っていた人が、二年、三年と続くうちに、今日上演のあれは……といろいろ言うようになった、という話だった。

最初はわからなくても何度か別の作品などを見ているとなにか思うことが出てくるのはアートや演劇に限らず、たとえばよく知らないスポーツだって見たり解説を聞いたりするうちにおもしろさがわかってくる。私は小説に興味を持って書き始めたけど、仕事にして小説をたくさん知っていてどうおもしろいか解説してくれる人に多く接するようになってから、小説のおもしろさがますますわかってきた。

だからあの質問をした人も、わからなかったから難しいとすぐに決めないで、また何度か見てほしいなと思ったのだった。質問は否定的な感じではなくて見方を教えてほしいという方向だったし、登壇者との対話も和やかでいい感じだった。


その次に、そもそも美術作品に対しての「わかる」ってどういうことやろう、と考えた。

そのイベントで見た数本の映像作品は私にとってとてもおもしろく、自分の近年の関心にも関わりのあるものだと思ったが、「わかった」か、と聞かれれば答えるのは難しい。トークや終了後に作家に話を聞いて、あれはそういうことかと気づいたこともあるし、見落としたままのことも多くあるだろう。そして作品から受け取った、興味深いこと、わかったこと、わからないことをそのあともときおり思い出したように考えることがある。別の作家の作品や、美術ではなく小説や映画で「この前見たあれとつながってる」と思うかもしれないし、誰かと話していて「そういえばこないだこんな作品を見たんだけど」と伝えようとする中で気づくこともあるかもしれない。

あのとき質問をした人は、作品の中に要素やメッセージがあって知識があればそれが「わかる」とのイメージを持っていたのかなと思って、それは美術に限らずなんの分野でも広く流布している感覚でもあるなあと考えた。

「わかる」か「わからない」かと問われたときに、難しいからわからないのではなくて、問題

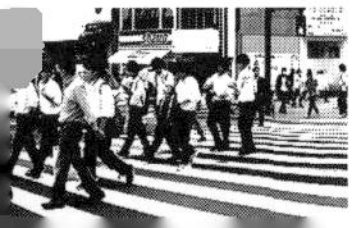

と答えというセットになっているわけではないし、「わかる」は一つの点や線というわけでもないのだけれど、それを伝えるのは難しいかもしれない。

たとえば、この作品で出てくる建物は空襲を受けた場所にあるので戦争の被害を表している、と解説があったとして、なるほど、ではこの人物は、と解釈したりしても、それはそこから考えるための要素で、いくつもある「わかる」の一つにすぎない。

もう十五年以上前になるが、岡本太郎の行方不明になっていた壁画「明日の神話」がメキシコで発見され、東京に運ばれてからしばらく一般公開イベントが行われていた。ぴかぴかの高層ビルの谷間のステージに「明日の神話」が展示され、その横に司会の若い人が立って明るい声で解説をしていた。この壁画は原爆の悲劇にも負けずに前向きに生きていこうとのメッセージが込められています、みたいなことを話していて、けっこうびっくりした。

さらに司会の人はステージ前にいた子供たちや観客に向かって「それではみなさーん、声を合わせてご一緒に、Be～！　タローー！」と声を張り上げて呼びかけた。

◓

私自身、インタビューで「この作品にこめたメッセージは」と聞かれて、いや、ひとことで言えるならこんなめんどくさくて長いものは書かないので、と言いたくなることがある。美術作品にしてもなんにしても、「ヒント」と「答え」が一対一になっていて「正解」がすぐにわかることが「わかる」であると、学校だったりテレビ番組だったりこのときのイベントだったりで流布されているのだなと思う。目の前にあるものそのものを知ることや考えたりすることよりも、「わかりやすく」する方向にばかり労力が使われている。

そして、学校の子供たちも聞く人もとても真面目で律儀だから、「答え」や「正解」をわからないといけないと懸命に「ヒント」や「メッセージ」に分けようとする。そうして「ちゃんと」わからなければ相手に申し訳ない感じがしてしまうのかもしれない。

何年か前に、友人の子供が小学校から持って帰ってきた読書感想文のプリントを見たことがある。

「○○は、△△しました。ぼく・わたしは△△は、××だと思いました。だから、ぼく・わたしもこれからは△△のときは※※しようと思います。」

あらかじめ印刷されたその空欄を埋めて完成させるらしい。なにかしらの書き方のサンプルは必要かもしれないが、これではあまりに構造が決められすぎている。あるできごとからなにかの「学び」を得なければならない、それがすべてのものごとにあてはめられてしまう。


私にとっては、授業ではこう書いといたらええねんな、というのと、自分で本を読むことや作文を書くことは別のことだった。

高校三年のとき、教科書に載っている小説（の一部）の文章を細かくパーツに分けてここの意味はこれ、と解説する授業があまりにも自分が小説を読むときに考えたり感じたりすることとかけ離れすぎていて、ノートを取る気が起こらず、教科書や国語便覧の他のページを読んで一年を過ごした。

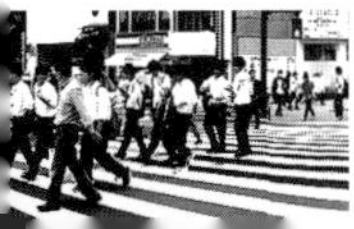

二年の夏休みの宿題は芥川龍之介の「芋粥」と「地獄変」を読んで感想文を書くことだった。返却された感想文には「独自の視点は評価します」とだけコメントがあり、「E」と赤字で書かれていた。A～Eの五段階、もしかしてEがいちばんよかったりして、といちおう確認してみたが、もちろん最低ランクで「評価してないやん！」と心の内で突っ込みを入れたが、そこで「独自の視点」と判定されたものは、今の私がこのような仕事をするのにつながっているだろうし、ADHD・ASD的な「空気の読めなさ」によって支えられていたのかもしれない。

文学系ではないトークイベントで、いわゆる文豪や名作といわれる小説について「このおっちゃんがめっちゃあほすぎて最悪」などと話すと、そんな読み方をしていいのかと驚いた、教科書に載っている作品は高尚なことが書いてあると思っていてそんなあほな話だとは思わなかった、と驚かれることがある。なにかしらの「教訓」を読み取るのが学校で推奨される「読書」で、「高尚」な文学には「教訓」が書いてあるはずと思うのは、学校の読書感想文的なものの弊害だと思う（そうではない授業もあるだろうし受け取り方をしている生徒もたくさんいる）。

批評的に読み込もうとすれば読めるし（でも高尚ってことではない）、それはつまり「正しいこと」、このようにしなさいと学校で推奨されるようなことでもなければ、「反面教師」でもなく、ざっくり言うと、人間でいろいろであほでおもろいな～、ぐらいはとりあえず言えるかもしれない。

話が元の線路になかなか戻らないけど、「わかる」は一つの点や一本の線ではなくて、何度もあったり繰り返したり、薄くなったり濃くなったりしながら、わかったりわからなくなったり、わかったと思ったけど全然なんもわかってなかったわ、すいませんでした、でもけっこうわかってたやん、みたいな感じが自分にはある。「わからないこと」や「ようわからんけどわかりそうな気もする」「わからんけどここら辺になにかありそうな気がする」などに私は心を惹かれるし、大量に溜め込んでいる。

『機動戦士ガンダム』が好きで、小学校三年生のときにテレビで劇場版三部作を見て以来それぞれ二百回ずつは観ていると思うが、いまだにあの場面のあの言葉はこういう意味だろうか、と考えたりする。つい先週も、スレッガーがビグ・ザムにあっさり踏まれて死ぬ場面について人と話し合った。

八歳や九歳が観てももちろん「わからない」「わかってない」ことだらけだっただろう。でもなにかおもしろいし、わかったと思うこともあったし、それから四十年くらい経ってもまだ新たに「今わかったわー、今までごめんな、アムロ」と思うことがあるのはおもしろい作品ということで、古典作品が何百年経っても読まれるのはそういうことかもしれない。

そしてこの「今わかったわー」は、「正解」やあらかじめ書かれていた「答え」ではなくて、私が私としてわかったと思ったことだ。

このあいだ、長年の友人と話していた。彼女と私は発達障害に関しても人間関係に関しても

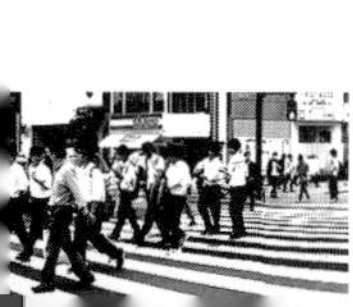

近い問題や悩みを抱えている。私が「それはこういうことではないか」と解説っぽいことを言ったところ、「あー、そうかー！　そんなふうに言葉にできるってすごいな、さすが作家やな」と言うので、「いや、私もこの五、六年ぐらいでカウンセリング受けたり本読んだりしてやっとだんだん言えるようになってきたかな」と言うと、「えっ、小説家でも五、六年かかるんやったら私なんか一生無理かも」と言うので、「あ、それはたぶん逆やで」と答えた。

なんかわからんけど気になる、どう言えばいいのかわからないことを、五年も六年も考え続ける、考えるのが好きだから、私はたぶん小説を書くことになった。

何十年も保留というか、近くに転がしておけるのが、自分の作家としての資質のように思う。ときどき、小説家の仕事を辞めようと思ったことはあるかと聞かれるのだが、ない、というかその問い自体が私の思考の範囲の外なのでどういう感じかよくわからない。

書きたいのにうまく書けないはいくらでもあるというか、毎日毎日がその苦しみしかないけれども、書きたいことがなくなることはない。あることを書けばまたそこから書きたいことが発生する。

何度か、自分の経験を書いてしまえば自分の中には書ける材料がなくなってそこから全然別のことに書きたいことが発生するかもと思って書いたが、全然なくならなかった。自分を表現したいというのはなくて、世の中で気になっていることについて自分の経験が使えるときには使うだけなのだけども、わかったと思ってたけど全然わかってなかったことの繰り返しで、わかったと思えばまた別のわからないことが出てくるし、わからないことがいくらでもあるから、書き続けることになるし、一日一日、生活に興味が持てる。

書くことが好きか、楽しいか、という質問もよく受けるけど、どちらかではなくて、書くことはおもしろいけどしんどい。生活も同じだ。

文章を書いて、それを不特定多数の人に読んでもらう仕事をしていて、最近とみに気になるのは、たとえば「Ａは良い」と書いたときに、Ａが良いならＢは悪いと受け取られてしまいがちなことだ。あるものが○か×か、複数のものの中でどれが上でどれがだめか。

ＡＳＤの特性に「白黒思考」と書かれていることが多いけども、むしろ世の人が全体に白黒思考的に傾いている気もする。Ａがいいとなるとｂはだめということになったり、ある言葉が流行すれば「○○する人はこんな人」と決めつけたり。

本は知識を得るために読むことも多いが、それもまた次のわからないことを見つけるスタートに立つことだとも思う。

私は小説を読むのは「わからないこと」のストックを増やすことだと思っていて、小説の中に小さな「わかる」がいくつもあっても、全体としては読んだ私には収まりきらない誰かの話、たくさんの他者の関係し合った話を、整理して小分けしてわかりやすくしたりはしないで、なるべく収まりきらないままの状態で置いておく。

体の中に部屋がたくさんできる感じ。それきりずっと放置になる部屋もあれば、ちょいちょい出入りする部屋もあり、たまに思い出したようにドアを開けてみる部屋もあり、よく行く部屋の隣にいつのまにか別の部屋が来ていてここにあってんや、と思ったりする。

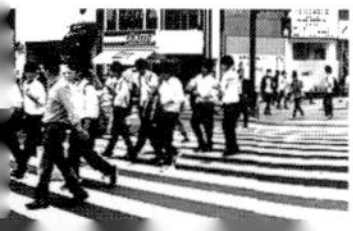

「わからないこと」のストックを増やして、「わかる」こともあるかもしれないし、「わからないこと」の部屋がたくさんあることで、身近なところで「わからないこと」が起きたときになんか似た部屋があった気がすると思うこともあるし、そんなふうに役に立ったりしなくても、自分の一つの部屋しかないよりは別のいろんな部屋があったほうが、まあなんというか、楽しいのやろうな、私は。

余談❶ 先日、とある文学賞の二次会で先輩の作家が受賞者の若い作家に向けて「小説の肝をつかんでいる。どういうことかというと、言葉が自分の外にあるとわかっている」とスピーチされていて、そうやんなあとしみじみ思った。自分の外にある言葉を探し続けるのだ。

余談❷ 先日、美術作品の「わかる・わからない」にコンプレックスがあって感想を言うのが苦手という人のブログをたまたま読んだ。ここで私が書いている「わかるってそういうことじゃないのでは」というのも、プレッシャーに感じる人もいるやろうなあと思った。私もどこかで自分の「わかる・わからない」を中心に話しすぎているかもしれない。

7 毒にも薬にもなる

審査員をしている「写真の町東川賞」の新人作家賞を片山真理さんが受賞して、そのトークイベントでお話をうかがったときだった。

片山さんの写真集のタイトルが「ＧＩＦＴ」で、私はてっきり英語のＧＩＦＴ＝贈り物という意味だと思っていたのだが、ドイツ語で「ＧＩＦＴ」は毒という意味なのだそうだ。語源は同じで、誰かから誰かに与えるとか作用するとかそんなイメージなのだろうなと思い浮かべた。

十年ほど前から「毒親」と略された言葉が広がっているが、その言葉の元になった本のタイトルは『毒になる親』で、「毒」と「毒になる」ではちょっと意味やイメージが違うと私は思う。

「毒親」と言った場合、ある人が「毒親」であって、もともとそのような性質を持っている人が親になって子供を虐待あるいは子供が苦しむことをするという感じで受け取る人が多そうだ。

「毒になる親」だと、あることがときには毒になる、本人はよいことをしているつもり、子供のためだとやっていることが、子供にとっては「毒」になることがある、という面が強調されると思う。ともかく、「毒親」という言葉はあまりにキャッチーにひとり歩きしていると思う

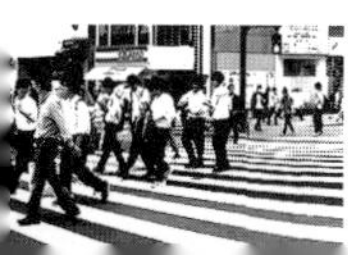

ので、使わないようにしている。
毒にも薬にもなる、という言葉がある。毒にも薬にもならない、という言葉もある。
同じことでも、ある場面では毒として作用するかもしれないし、程度が過ぎれば「毒」になる。

薬も量が多かったり使い方を間違えたりすれば、重篤な状態になったり死んだりするし、適量を適切とされるように使っても副作用は起こる。

実はそこには明確な境界はないのではないか。比喩としての「毒」と「薬」ならば、もっと分けられない。そのときは「薬」だと思っていたことが、あとから考えれば「毒」だったかもしれない。最初は「薬」として作用していても、だんだんと「毒」になるかもしれない。

「toxic masculinity」も「有害な男性性」と訳されていることが多いけれど、これも「有害」だとそのものが「害」の性質を持っていて固定されている感じがするのだが、「毒になる」だと、「男らしさ」として求められたり賞賛されてきたものが「毒」として作用してしまうイメージになる。このほうが伝わりやすい気がする。本人にも、周囲の人にも、「毒」になってしまうなにか。もっと伝わりやすい訳語はなんだろうとよく考える。

私は子供のころから、薬とのつきあいが長い。
喘息の薬は、当時錠剤のテオフィリンと、吸入薬があって、吸入のほうが即効性も強さもあった。

母が病院や薬を信用していない人だったので（これには理由があって、身近な人の子供がライ症候群（アスピリンによる薬害）で重度障害になり、とてもつらい思いをした）、薬を飲むと体に悪い、将来子供が産めなくなるかもしれない、と心配して言っていたし、そういうことを他の大人の人からも聞いた。

さらに吸入は、即効性があったがその分、効果が切れたときの反動が激しかったために、私自身も「効果が強いものは体に悪い」という体感を持っていた。

薬を飲むことは、体が楽になることで、生きるために必要なことだったけれど、罪悪感のようなもの、将来を削っているような感覚がまとわりついていた。それに、喘息の原因が大気汚染として公害病の認定を受けていたので、化学物質が体に悪い感覚もあったと思う。

同じクラスに喘息の男子がいて、何度か薬をあげたりもらったりしたことがある。あるとき、わたしがあげたテオフィリンの錠剤を、彼がロッカーの上に置いて拳で叩き潰し、砕けた錠剤を見て、「おれの一回分の命や」と言った。

三年生か、四年生のときだったと思う。私たちはそういう感覚で生きていた。このオレンジに白いつぶつぶの入った錠剤一つで、私たちは死ななくてすんでいる。

中学生ぐらいで喘息が治まって、しばらくして始まったのが片頭痛だった。最初は、鎮痛剤を飲むのに躊躇《ちゅうちょ》があった。鎮痛剤にまつわる都市伝説的なものもあったりして、体に悪いイメージが強かった。

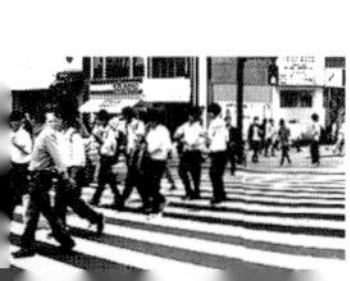

しかし、片頭痛に対して鎮痛剤は「痛くなりそう」を感知したときに飲まなければ、効かない。痛くなってからでは遅い。

葛藤がしばらくあったが、何度も飲むタイミングを逃してひどい症状に苦しんだので、そのうちに早めに飲むようになった。

私は臆病で慎重ですぐ調べたり検索したりするし、病院にもすぐ行くので、片頭痛と診断を受けているし薬の量もきっちり守って、それでも「頭痛薬使いすぎ頭痛」に怯えてもいる。

二十代半ばから原因不明の腰痛腹痛が発生し、一か月周期で起こるのでどうやら婦人科系らしいと気づいて診察を受けた。複数の病院で全部違う診断名を言われ、結局原因は不明のままの排卵痛で、しばらくは鎮痛剤でしのいでいたがあまりに痛くて、なんかわからないけどとりあえず排卵を止めれば痛くないでしょうということで低用量ピルを飲んでいる（持病的な痛みは、はっきりとした原因がわからないままのことはある。腰痛も「ヘルニア」などの明確な病名ではないことは多い）。

ピルを飲み始めて二十年以上になるが、最初は処方する病院も限られていたし自費で高かったのが、ようやくだんだんと世間的に認知されるようになってきて治療用に保険が使えるものや副作用の少ないものが出てきた。薬の進化すごい、と思う。

排卵痛の初期に、市販の鎮痛剤では全然効かず、病院で処方されたのがロキソニンだった。これが片頭痛によく効いて、痛み始めてから飲んでも効くという、私にとっては「ＱＯＬ爆上げ」という感じの薬だった。その後市販もされるようになったおかげでいつ頭痛がくるか不安を抱えて生活することから解放されたのだが、それまで飲んでいたものより強い鎮痛剤で腎臓に負担がかかるらしいことが今度は不安ではある。といっても、月に数回飲むくらいだが。

十年前に尿管結石になった。痛さランキングの上位を争う病気だが、実際それはもう痛かった。突然激痛に襲われそこから一歩も動けなくなり救急車を呼んだ。それなのに原因がなかなかわからず鎮痛剤が使えないまま七時間ほど苦しんだ。痛すぎて吐いた、と経験者に話したら、同じ！　と痛みを分かち合えた。

原因が判明して痛み止めを点滴し、やっと平穏が訪れた。生まれて初めて入院し、携帯電話で結石、痛み、で検索すると「スティーブン・セガールも泣いた」とあって安心した。夜中に薬が切れるとすぐ激痛が戻った。あの数日で「痛くないって幸せー！」と身に染みた。痛くないのはいいことだ（痛がっている子供に「痛いのは生きてる証拠！」って言ったりするけど）。

痛みを抑えているあいだに傷や体力が回復する。痛いあいだは他の部分も体調が悪くなる。鎮痛剤は「整える」ためのものかもしれない。


そして今は、コンサータを飲んでいて、これも「整える」ためのものだなと思う。

先日、私の経験を聞いて診断を受けてコンサータを飲み始めた友人Kさんに会ったら、「コンサータを飲んで、生まれて初めてポテチの袋を開けて途中で食べるのをやめられた！　びっくりして、はっ！　これが薬の効果か！　と感動した」と報告してくれた。

私にはそこまでわかりやすい効果はなくてほぼ「起きている」だけなのだが、「起きている」

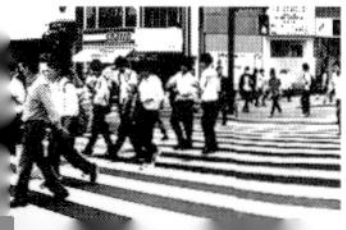

は劇的な効果だ。仕事にもたいへん役立っているが、私は依存を極端に怖れているところがあり、人に話をするときはどう伝えればいいかいつも悩む。

ＡＤＨＤの人は依存症になりやすいとも言われていて、それにもいくつか要因が絡み合っているのだと思うが、ＡＤＨＤ的依存の心配に加えて、身近にアルコール依存または依存気味の人が複数いたこともあって過剰に気にする部分がある。

コンサータも他のＡＤＨＤの薬も、副作用で飲めない、続けられない人も多い。私は、いちばん少ない用量を飲んでいるが、それでも動悸が少しある。効き目がピークになるのか、だいたい六時間後には動悸がしてしばらく横になっている。なんと表現していいか難しいけど、頭も体もふわっとしてめまいのような不安定な感覚もある。そういうときはちょっと疲れていて横になってしばらく目を閉じているが、覚醒作用によって眠ることはできないのも微妙だ。

四十年以上昼寝生活を送ってきたので昼寝がしたい、と思ってしまう。服用中には基本的にお酒が飲めないので夜に会食があるときなどはタイミングが難しいし、六時間か三時間バージョンがあったらいいのになあ、と思っている。

◓

ところで、コンサータを飲み始めたとき、喘息の薬を飲んでいたときと感じが似てる部分があった。

喘息は副交感神経優位になると発作が出るので、薬は一種の興奮剤であることは子供のときも知っていた。錠剤を飲んで効いてくるとだーっとしゃべったり落ち着かなくなった。救急病院へ行き、吸入薬ですぐ元気になって、帰りの車ではしゃべり続け、しゃべり続けたことによって家に着くころには発作が再発、ということも何度も経験した。それはなんとなく「体によくない薬」という母の発言を裏づけている気もした。

現代は便利だ。スマホで子供のころに飲んでいた薬を検索した。

成分は、カフェインの仲間だった。

副作用はもちろんあるが、子供のときにいつのまにか思い込んでいた「ホルモン剤だから子供が産めなくなる」は何の関係もないことがわかった。

なんや。

関係なかってんや。

それだけが理由ではないが、私はずっと自分は健康ではないし子供も産めない、産まないほうがいいとうっすら思い込んで生きてきた。でもべつに関係なかったし、低空飛行ではあるがそれなりに健康だ。

母や周りの大人の心配の言葉は私には「毒」として作用していたということなのだろうなと思った。

薬を飲むことは、私にとっては平穏や安心と、うしろめたさと不安とのせめぎ合いだ。

副作用への不安や心配は多少はあり続けるものだと思うけれど、このうしろめたさはなんなのだろう。考えていると「ＧＩＦＴ」という言葉がとてもおもしろく思える。

コンサータはたぶん、使って「整っている」あいだに、行動を習慣化するのが理想的なのかなと思う。このあいだ、コンサータを飲んでいない日に出がけに時間がぎりぎりになり、しか

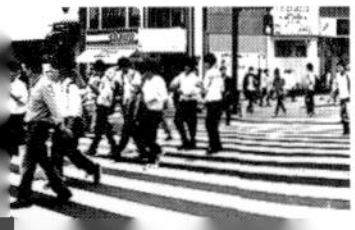

も家を出たあとでパスモを持っていないことに気づいたのだが、いつもなら取りに戻るところ、いや、引き返すと間に合わないからこのまま行って切符を買って乗ろう、と思えた。おお、これはコンサータでの学習効果では、と思った。それでも遅刻はしたけど。

余談 アルコール依存もけっこう怖れているので知識だけはあり、以前ツイッターに身近な人の経験から「朝や昼から飲む、緊張するからなど他の理由で飲む、長時間飲む、は危険」と書いた。そうしたら「自分は全部当てはまるけど全然だいじょうぶ」とリプライがあった。うん、それはそうなんやと思うし、当てはまっても全然だいじょうぶな人もいるし、当てはまらなくてもだいじょうぶな人もいる。だからといって因子に意味がないわけではない。たまたまだいじょうぶな人と、たまたまだいじょうぶじゃない人がいて、あるいは、同じ人でもだいじょうぶなときとだいじょうぶじゃないときがあるのかもしれなくて、そこにいろんな要素が絡み合っていて、というだけのことがなかなか伝わらないのは発達障害についても同じことだなと思う。

8 体の内側と外の連絡が悪い

体の内側と外の世界のつながりが悪いなあ、と長らく思っていた。

脳内は多動で、あれをやろうこれをやろう、そのためにはこれをやらないといけないし、そしたらあれも考えないといけないし、もしかしたらこうなるかもしれないし、とどんどん浮かんでいるのだが、一向に現実の行動にはならない。

人としゃべっていても、こう言いたい、この場面ではこのように言うといいはず、さっきのはこうだったかも、と別のことを話しながらも思いついているのだが、脳内と実際に話していることは離れていくし、目の前の人の言葉に応答して、言わなくていい別のことを話し始めるし、さらにそのことに気を取られて、今日はこれを言おうと思っていた肝心のことはどこかに行ってしまい、帰り道で後悔と脳内会話が押し寄せる。

仕事にしても普段の生活でも、来月の末にあのイベントや用事があるから、来週にはこれをやって誰に連絡してあれもそれもやっておくのがいいな、と何度も何度も考えるのだが、なにもしないまま前日や当日になっている。

外から見れば、それなりに仕事も生活もこなしているように見えるかもしれないが、自分には脳内と外と両方がわかっているのでそのあまりにも大きすぎる落差に失望する。それなりに乗り切ってはいるかもしれないが、やっておけばできたはずのことができないまま終わる。関

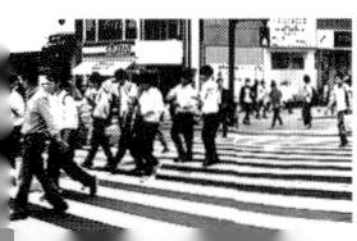

係者にちょっと手間をかけてしまったりする。そのたびに、あんなに何度も何度も考えたのに（というか毎日何回も、あー、あれやらないとと思ったのに）、なぜにまたもやなんにもやってないのか、と悲しくなる。

コンサータを飲む以前の、眠くて眠くて仕方なかった日々、特に若いころは一日の半分を寝て起きられないこともしょっちゅうあった。昼寝して、どうにも起きられず、半覚醒状態の脳内で、立ち上がって用意をして出かけるのだが、はっと気づくと眠ったままだ。あんなにリアルに起き上がって服を着替えて出かけたのに、まだ寝てる！という悪夢ループが繰り返される。

あまりにも寝過ぎたときは頭の中で歯医者で歯を削られているときの音がしたのだが（脳細胞が死んでいく音ではないかと思っていた）、それと戦いながらも起きられず、何回も何回も脳内だけで出かけて、私は床に転がったまま何時間も経っている。

外から見ればそれなりに乗り切っているように見えるとはいっても、たぶん乗り切れてはいない。部屋は足の踏み場もなければ動くとどこかからものが落ちてくるし、やっといたほうがいいこと、やらなければならないことをたくさん置き去りにしているし、仕事をするには家から何日も出ないので体が衰えていく。一人で仕事だけをしているからなんとかなっているが、家族の世話があったり複数の人と進める仕事だったらどうなっただろう。

メールの返信も脳内では書いているし、エッセイも書いているし、今日のごはんも何通りも考えているが、現実世界にはなにも影響していない。突発的な事態に直面すればするほど固まったり、よりによってと自分でもびっくりするような行動に出てしまう。

この内側と外の世界がつながりが悪いというか連絡が悪いというか噛み合っていない状態を、「実行機能の困難」と言うのかー、とＡＤＨＤの情報発信をしている人のツイッターを見ていて気づいた。

脳内励ましコーラス隊のみなさんがちょっと困った感じなのもあるけれど、やっぱりもうちょっとなにかひっかかりになっているものがある気がする。やろうと思えば思うほど目の前に壁がどん！ どん！ と立っていく感じ。

そして「実行機能に困難があって」と言っても、客観的には「やろうと思っていたけどなにもしなかった人」なんやよなあ。

余談

発達障害についていろいろ書いていてとても参考になる「なちゅ。」さんというツイッターのアカウントがあって、先日、家のソファに座ってテレビを見ていてトイレに行きたいのに長時間行けない、と書いていた。わかるー！ と思った（同様のリプ多数）。家で一人でなんの制約もないのに、座ったところから動けず、すごくトイレに行きたいのになかなか行けない。これが「実行機能の困難」ってやつなんやな、と具体的イメージを持てた。

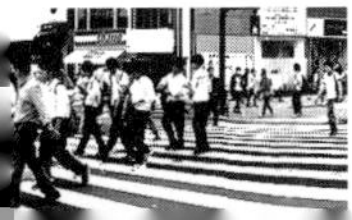

9 奪われ、すり替えられてしまう言葉

数年前に女性誌の表紙に「自己肯定感が上がる服」とあった。

そうかー、と思った。服まで自己肯定感を上げなあかんのかー。

「自己肯定感」という言葉を最初に見たのは（「聞いた」のではなく「読んだ」のははっきりしている）、十年か、もっと前だったかもしれない。

そのころの使われ方としては、自信が持てなかったり失敗を怖れて行動できなかったり後悔したり、さらには自分に暴力を振るったり貶めたりする人に従ってしまったり魅力を感じてしまったり、あるいは自暴自棄な行動をしてしまったりすることについて、育った環境やそれまでの人間関係、経験によって「自己肯定感が低い」ことが関係している、というものだった。

その人にとってよくないと思われる行動をしてしまうことや、周りから見ればじゅうぶんに能力があるのに本人にとっては困難に思われたりすることに対して、本人の自由意志の結果の責任だけではなくて、いろいろな原因があるのではないかと考えるために、使われた言葉だったと思う。

それがいつの間にか、「自己肯定感が低い」からよくない、「自己肯定感が高い」からよい、成功するためには「自己肯定感を高めよう」などと、コントロール可能な、つまりは本来の使われ方とは逆方向の、「自分次第」のもの、もしくは人を測る「スペック」みたいにだんだん

なっていった。

使うところもカジュアルになって、それが「自己肯定感が上がる服」で、服を買うことで「自己肯定感」を「セルフ供給」しないといけなくなっている。

似た言葉で、「自分で自分の機嫌を取る」がある。これも初期に見たときは、不機嫌をまき散らして（という自覚も本人はないまま）周囲をコントロールするタイプの人に対して、そしてその場合にたいていは周囲のケア役割を担う・担わされる人があれこれ対応しなければならない状況、少し前までならそれは「当たり前のこと」として誰が誰の機嫌を整えさせられているか意識することもなかった状況に対して、「自分の機嫌は自分で取れよ」と抗議する言葉だった。

それがいつのまにか変わっていって、今よく見かけるのは、むしろケア役割になりがちな人がさらに「自分の機嫌は自分で取らなきゃ」と困難を抱え込んでしまうような使われ方で、不機嫌さによって周囲をコントロールしている（と自分では思っていない）人には全然届いていない感じがする。

◐

今までうまく言い表せなかったなにかについて、言葉が作られて、当てはめることができて、なにかが可視化され、構造が理解され、人に伝えることができるようになるのは、基本的にはポジティブなことで、それに助けられることは多い。

「ドメスティック・バイオレンス」は「夫婦げんか」で済まされていたし、「虐待」は私が小

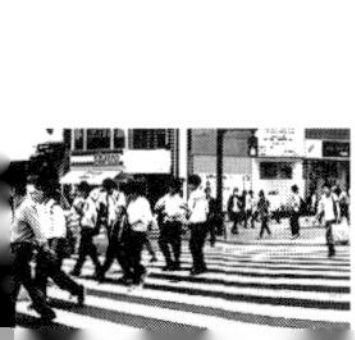

学生ぐらいのころは「せっかん」と言われていて、親の暴力で子供が死んでも「せっかん死」という見出しで小さな扱いだった。それをよく覚えているのは「せっかん」という普段は使わない言葉が、しかもひらがなで書かれていて、どういう意味かよくわからなかったからだ。「ハラスメント」は、最初に「セクシャルハラスメント」が使われるようになり、「パワーハラスメント」もよく知られるようになり、それがどういう状況や構造で起きるか理解されるようになったから、法律や企業や組織の対応も変わってきた。

私にも、自分が若いときに「パワハラ」や「モラハラ」の概念を知っていたらもっと早くになんとかできたかもしれない経験がある。「DV」はぎりぎり間に合った。二十代前半につきあっていた人とは、「モラハラ」という言葉はなかったからそれがどのようにおかしいのか言語化できず人にも伝えられなかったけれど、「DV」は知っていたのでそうなりかけたときにすぐに別れることができた。

◓

そんなふうに言葉ができるのは助けになるほうが大きいが、油断するとすぐ揶揄の言葉にされたり力のある側が都合よく使ったりもする。「セクハラ」が使われ出したころに会社員をしていたが、「なんでもセクハラって言われたらなにもできない」などと言う人はいたし、「セクハラ」という言葉自体が、たぶん本来の意味よりは軽いイメージで使われるようになって、深刻さが曖昧にされることがある。

「ニート」は大学を卒業しても就職先がない社会の問題を表すための言葉だったが、個人の問題にして揶揄する蔑称みたいになってしまっている。

中村佑子さんの『マザリング』（集英社）には、子供を妊娠、出産した経験から、その状態を表す言葉が見つからず、手探りで表していく過程が書かれている。妊娠や出産、それにまつわる言葉も、今までは権力、権威の中心にいる主に男性たちが作って使ってきたことが、その中で明示されていく。

言葉も、概念も、それにまつわる行動なども、常に権力を持つ側が決定する構造があって、それに抵抗する言葉が生み出され、生み出した言葉が力のある側に都合よく使われたり意味をすり替えられたりして、また抵抗が言葉を作る。それが繰り返されてきたのだと『マザリング』を読んで考えたし、ある程度生きてきて自分の実際の記憶と照らし合わせても実感がある。

ちなみに「権力」というと、なにか特別な、政治的な立場にあるとか組織の要職だとか、「自分には関係ない」とイメージを持ってしまうかもしれないが、英語だと単に「パワー」。そのほうが家族の中でも、身近な人間関係のそこかしこでも、その不均衡が存在するのだと伝わりやすい気がする。

そしてこのことを書くのは、「発達障害」もまさにそういうふうに使われがちな言葉だと思うからにほかならない。

本人が困っていて、それに対してなにかするため、考えるために「発達障害」という概念や言葉ができて？　発見されて？　そしてそれがこの数年すごく使われるようになったのはそれだ

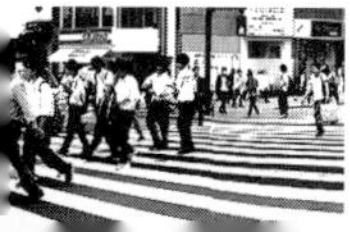

け困難を抱えている人が多くて、「発達障害」に関して今までに調べられたり考えられたりしてきたことから助けを見つける人が多いからだと思う。

しかしすぐに、「空気が読めないからあの人はアスペ」だとか「発達障害は仕事ができないから入社させない」(そういう企業が使うテストがあるらしい)というように、排除の言葉、揶揄の言葉として使われるようにもなる。そうして排除の言葉ばかりに触れた人は、よかれと思って「発達障害なんて昔は「変わった子」で済まされていたんだから、名づけて区別するのがよくない」みたいに「困っている人の困っていること」をないことにするようなことを言ってしまったりする。

「フェムテック」みたいなのも、産業と結びつくとすぐに金を持っていて儲けられる側に使われてしまう。低用量ピルが昔のように「性的に奔放な女」という偏見が薄くなって生活上の困難を少なくする選択として手にしやすくなったのは喜ばしいことなのだけど、すでにわかりやすく新自由主義というか稼ぐことが価値のインフルエンサーたちがフェムテックイベントで「これからは女性もピルを飲めば男性と同じように働ける、企業がピルを支給してどんどん働いてもらえばいい」みたいなことを発言していたのを見た。副作用だってあるし、使うことを選ぶのは本人だけが決められることだ。

「フリーター」も当初は日本的な硬直した働き方に対抗する意味があったかもしれないし、「派遣社員」も最初は「自由に稼ぐ」みたいなイメージでもてはやしながら、十年二十年後には「自己責任」と見捨てられた世代としては、力を持っている側がすぐに言葉を奪い、都合よくすり替えていくことに対して、常に警戒していなければと思う。

10／気にするか、気にしないか

ＡＤＨＤに由来する症状で困っているか困っていないかと聞かれれば、私は長いこと困っていたし、今も困っていることは多い。

仕事のことで手一杯で生活部分がどんどん後回しになり生活がないみたいな感じがしているのも困っているが、ＡＤＨＤ的な性質が小説家という仕事に役立っている面もある。

同じ要因から派生することでも、似たような困りごとであっても、仕事や生活の状況で人によって困り度は違う。たとえば家でも職場でも誰か片づけてくれる人がいるならもう少しなんとかなるかもしれない（「片づけてくれる人」との関係性の問題はひとまず置いておいて）。（私の場合）決まった時間に決まったことをするのが難しい特性は、出勤しなくていい仕事にしてそれほど困らなくて済んでいる一方で、個人で仕事を管理しないといけない大変さはある。

というように、状態と困り感は常に同じ対応関係ではないし、一つの状態にいくつもの側面があったりする。そして困っているかどうかに加えて、気にするか、気にしないか、も人や状況によってかなり違うと思う。

私の世代だと、男の子だと多少散らかしていても「しょうがないね」で済んだり片づけてもらえたりすることがまだまだ多かったし、その片づけてくれる役割の人が年齢が上がるにした

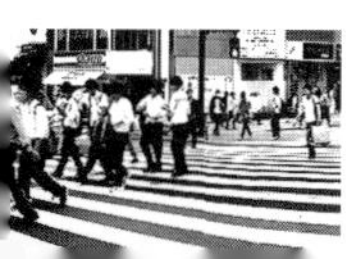

がって母親→妻→娘か誰かみたいに移行していって、それほど困らないし本人は気にしていないこともけっこうある。もちろん、男性ならではの困りごともあるけれど、私の経験上語れることは「女子」と「ＡＤＨＤ」で困った経験になるので、そちら側から見た話になる。

◐

私は私より散らかった女性の部屋には入ったことがない。それは女性は片づけ能力が高いからだと、私も刷り込みというか先入観を持っていたわけなのだけど、こないだふと、私の部屋より散らかっている部屋の女性は他人を部屋に入れないからかもしれないと思った。

私がこの一年くらい今まででマックスに部屋が散らかったままになっており、すごく親しい人でも部屋に入れるのを躊躇する感じになっていて、そうでありつつ発達障害の診断を受けたことでこの状態を人に知ってもらうのもいいかなと思って人に入ってもらうことも増え、考えてみれば今までは誰かが部屋に入る予定ができると何日かかかって片づけていたので、それまでに私の部屋に入った人は「言うほど散らかっていない」と思っていただろうなと、考えるに至ったからだ。少なくとも数日前からの予告なしに人を部屋に入れることはできなかった。

アイオワ大学に三か月滞在していたとき、参加者の三十五人は同じホテルに泊まっていて部屋を行き来したりしていて私も人の部屋に立ち寄ることがあったが、急に立ち寄ってもだいじょうぶな部屋であることに何度も驚いた。ホテルという限られた空間に最小限の荷物しかない状況の部屋でさえ、私の部屋は床がモノで埋まっていた。ときどき油断して朝食に行った隙に学生バイトであるスタッフが掃除に入っていたりすると、ぎゃーと叫びたいくらいだった。

脱線気味なので話を戻すと、しかし、私の部屋より散らかっている男性の部屋には何度か入ったことがあるし、彼らはたいていその状態を特段気にしていないようだった。「ものすごく散らかってて、ほんとにごめんね」と（たいして散らかっていない部屋で）言うのはほぼ女性で、男性は「どうぞ、どうぞ」という感じである。特に、流しに洗い物が山積みでシンクが水垢で真っ白みたいなのは男性の部屋でしか見たことがなく、もちろん少ないサンプルでものすごくバイアスのかかった話だとは思うけれど、気にするか気にしないかはかなり差があるとは思う（お店みたいにきっちり片づいてる部屋は男性と書いたけど、矛盾ではなくて二極化というか、表れ方が分かれる感じ）。

私自身がかなり「女性はこう」という刷り込みが強いのかもしれないと今は思うが、若いときに読んでいた雑誌で家で男性のこんなところが困るみたいな記事で、靴下を放置するとか靴を揃えないとか不満を言われている項目がことごとく自分のことなので、それについてやっぱりかなり「恥」だと思ってきた。こんなことが女友達にばれたら敬遠されるのではないか、と怯えていた（実際は、私がそうであっても「気にしない」人が友達として残っている。でもいっしょには暮らせないかもしれない）。

こうして書いてみてよくわかってきたが、私はあまり気にしてなそうに見える男性を羨ましく思ってきたのだろう。

自分が片づけられなかったり身の回りを「ちゃんと」できないことで男性から異性としてよく思われないかもとはそんなに考えなかったが、「ちゃんとしている」「きちんとしている」、そう努力している女性たちに対しての申し訳なさや引け目のような感じを勝手に強く持ち続け

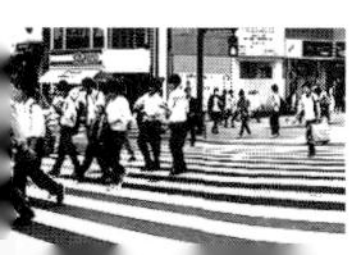

ていた。

子供が発達障害であるとわかったのを機に親も診断を受けてわかった、というのはよくある話だ。友人の夫はそれで診断されたことに対して怒っていて、自分は発達障害ではないと長いこと受け入れなかった。

友人自身はいわゆるグレーゾーンな感じだったのだが、「自分は診断されたほうがほっとするのに、夫はなんで憤慨して受け入れないのだろう」と悩んでいたので、それはやっぱり今まで困っていなかったから「できないことがある」と言われたことに対して納得いかないんじゃないのかな、という話になった。

友人の夫は末っ子でお母さんや上の兄姉たちにずっと身の回りのことをやってもらっていて、結婚してからは役割分断の呪縛がかなり強かった友人が全部やってきたのだった。

周りの人が「困っている」場合は、でも難しい問題だなとも思う。たとえば職場なんかで周囲が勝手にあの人は発達障害だと思うからと決めつけたり診断を受けさせるみたいなのは、偏見でもあるし、いい方向にいくとは思えない。話をして、本人が困っていることに気がついてい(困っていることを困っていると認識できないことも多いので)、というのでないとそう名付けたからといって状況を変えるのは難しいと思うし、それは本人以外が決めることではない。

それに、ある人にとってどういう仕事のやり方や指示の仕方が適しているかを話し合ったり工夫したりすることは、発達障害があるかどうかにかかわらずできることだし、その工夫や相談はどの人にとっても働きやすさにつながるはずだ。

発達障害に限らず、家族との関係が困難な場合も、それはおかしいと言ってその人が助かることもあるだろうけれど、おかしいから関係を絶ちなさいですべてが解決するわけではない。

当事者ではない人、あるいは似た困りごとがあっても、気にしていない、困っていると感じていない人が、だから気にしなければいい、発達障害なんて言って病気にするのがよくない、というのも外から勝手に決めることではない。私は発達障害のことがいろいろわかってよかったし、診断されてほっとした人も多いと思う。


それでこの数年に「発達障害」関連のことが注目されたり言われたりすることが増えたのは、「困る」場面、「気にする」状況が増えているからだろうなとは思う。「標準的な人」(なんてほんとうはいないけど)は、これもこれもできて当たり前、できないのは能力がないとか努力していないとか、そういうふうに評価されたり思わされることが増えている面はある。

村田沙耶香さんの『コンビニ人間』(文春文庫)は、特にヨーロッパではＡＳＤの人の困難を描いているという批評がけっこうあるそうだ。日本でも発達障害的な困難として評されていることはあるが、もっと幅広く社会にある軋轢や困難として読まれて共感されているからベストセラーになったのではないかと思う。多少極端な状況が描かれるものの、「普通の人間」に当てはまらないとされると途端に異物のように扱われ、職場やコミュニティから排除されてしまうことは、多くの人に経験や見覚えがあることに違いない。そのずれや困難が、ＡＳＤの人の

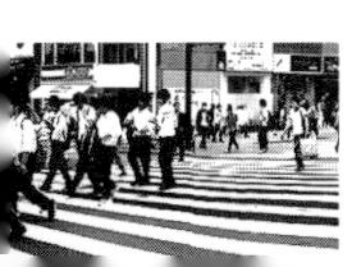

困難と似ていく。

今の日本の社会が要求する「普通」の枠がどんどん狭く固定的になっていって、自分の意志や感覚に基づいて行動していくとそれだけで普通ではない判定をされてしまったり、「迷惑」とされてしまったりする（今の日本社会で最も手軽にマイナス評価のラベリングをする万能ワード、「迷惑」）。「発達障害」に対する注目や関心が高まっているのは、「普通」枠の要求の過大さと抑圧の強さに比例しているんじゃないかと思う。

フィクション作品だけでその文化を推測するのは乱暴なことだけれど、発達障害がフィクションに最もよく登場するアメリカはやはり能力主義や、なんでも原因と対策で解決するはずみたいな考え方が影響していると思うし、ラテンアメリカ文学を読んでいると「この中で遅刻するとか片づけられないとか空気が読めないとかめっちゃどうでもええよな」と思う。

いや、ラテンアメリカでだって発達障害もそれに由来する困りごともあるやろうし、すごいステレオタイプな先入観で現実の人間にあてはめたらあかんけども、マジックリアリズムの世界やったらこのくらいどうもないし、と考えるとちょっと楽なところがある。

今の日本の社会がどんどんきちきちのぎちぎちになっていってるから発達障害的な困りごとが増えているのはそうだと思う。だからって昔はいろんな人がいて変わった子でも問題なかったみたいな言われ方は、私の実感として全然違っている。

小学生時代を思い出すと、忘れ物が多いからと黒板に名前を書かれて気をつけなさいと言われてもどうにもできずに、日が経って薄くなった名前をまた上からなぞられて「できない」という意識が強くなるばかりだったから、理由や対処の仕方がわかってアプリでも使えたほうがよかった。それに、発達障害だったのかなんだったのかはわからないけど、あの子もすごく困難を抱えていたのにと思い浮かぶ同級生が何人かいる。

授業になると全然しゃべらない同級生がいたのだけど、あるとき突然担任の先生が、「今までしゃべらないからって特別扱いをしていたのが間違っていた、今日は質問に答えるまでクラス全員帰さない」と言いだし、他の同級生たちはその子のことをわかっているのでいたたまれない気持ちで座っている中で、立たされたまま黙って涙を流していたその子の姿を、忘れることができない。

発達障害という診断名もそれに関する知識だったりなにかしらの手立ても、困っている本人のためにあって、それ以外ではない。

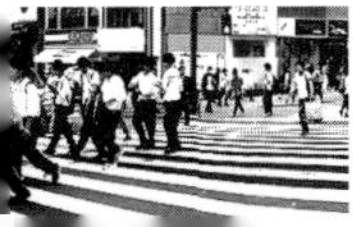

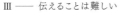

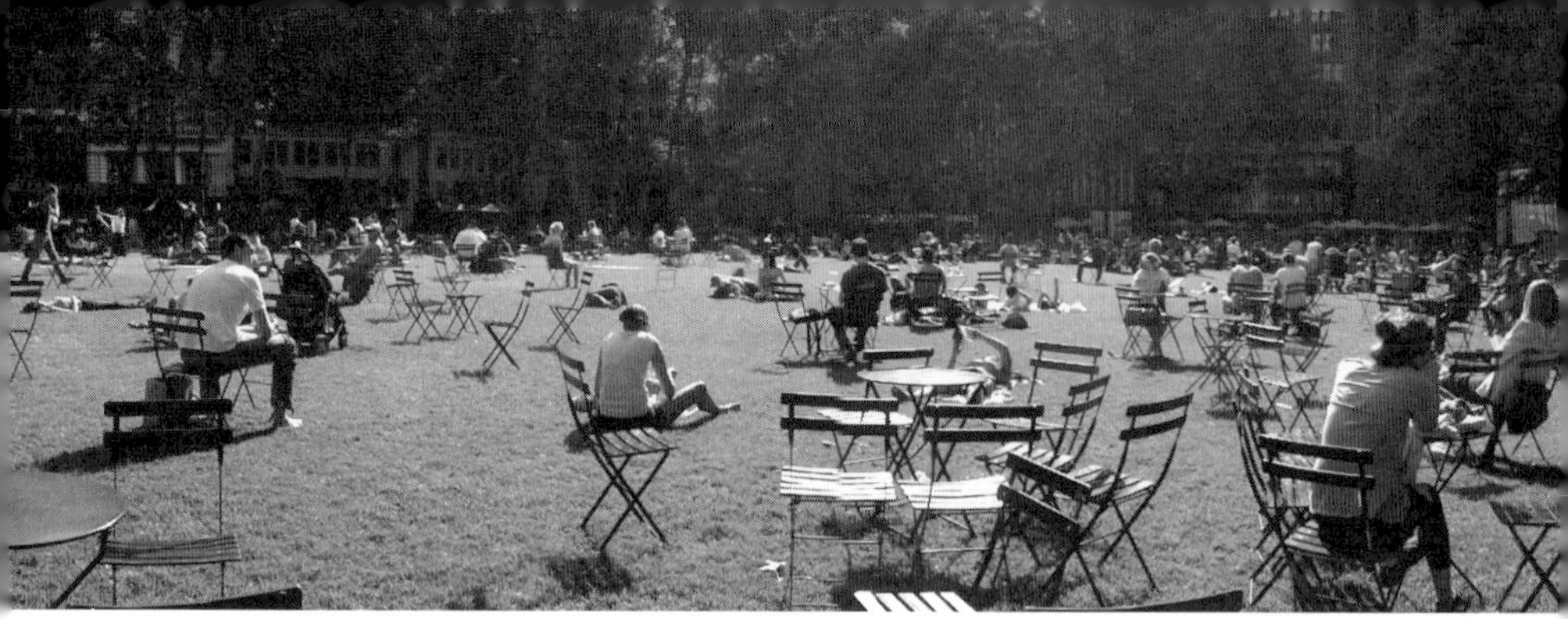

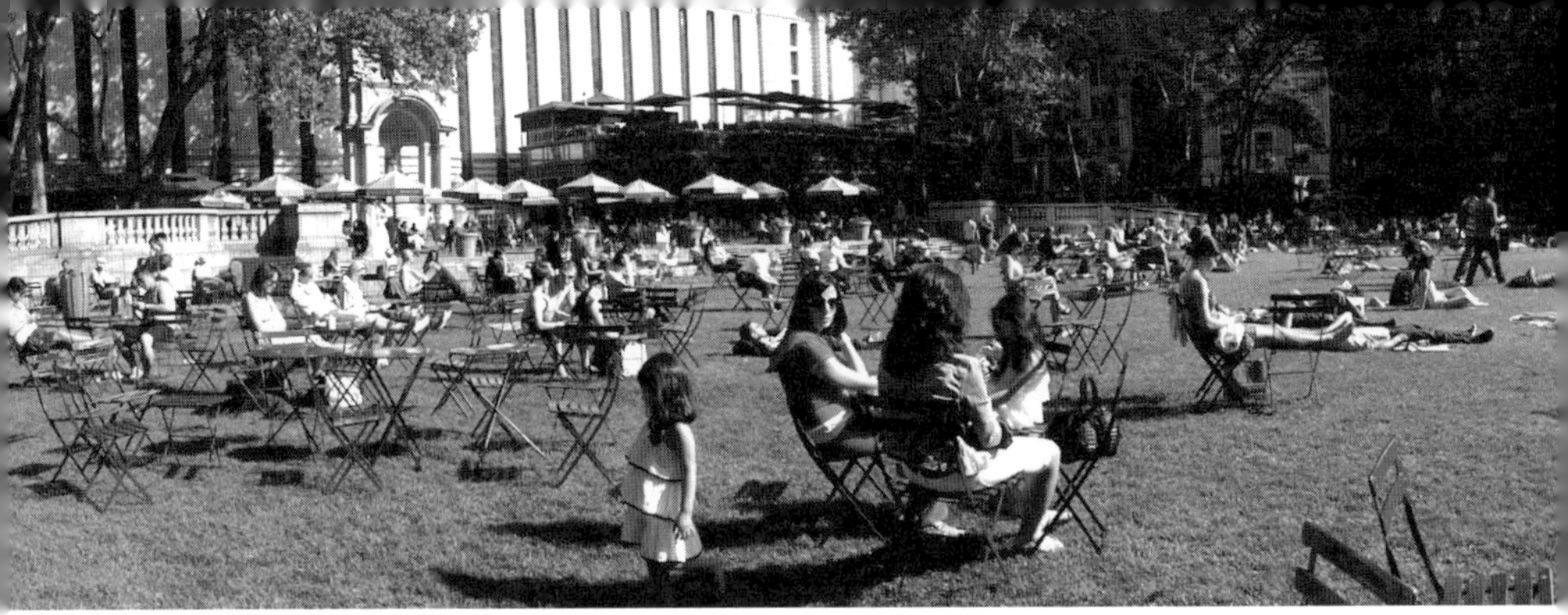

Ⅳ——世界は豊かで濃密だ

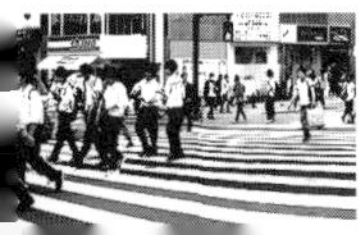

1／複数の時間、並行世界、現在の混沌

話が飛ぶ人は体内に複数の時間が流れていると思うんですよね、と伊藤亜紗さんが言ったのは武蔵境《むさしさかい》駅のホームだった。

武蔵野プレイスで行われたトークイベントの帰りで、ホームで電車を待っていたときに、さっきのトークで話していたことの続きとしてそれは言われた。

トークの中で、話が飛ぶことについて話したと思うが、どういう流れでその話になったか詳しいことは覚えていない。

伊藤さんの『どもる体』（医学書院）を読んで、吃音は言葉が出てこないのではなく多くの言葉が出ようとして引っかかっている状態だというところに、アメリカで生活したときのことを思い出した。到着してすぐよりも英語に慣れてきたと思った一か月目くらいの時期にうまく話せないと感じて、覚えたり使えるようになったりした言葉がいくつも浮かんで狭い通り道に引っかかるようにイメージしていたのだった。

そのとき伊藤さんが言った「体内に複数の時間が流れている」というイメージは、それまでに自分が感じていた感覚にとても示唆を受けるものだった。

当時私はまだＡＤＨＤの診断を受けていなかったが、そのイメージで把握したり伝えられたりすることが多くあると思った。

そして、それは私の小説そのものでもある。

ある場所の過去と今。

誰かの記憶と経験。

あるできごとをめぐる複数からの視点。

デビュー作にはよくその作家の要素がすべてあると言ったりもするが、私の『きょうのできごと』（河出文庫）はある飲み会が開かれた一日を、五人の視点で、時系列ではなく前後する時間を書き、さらに一人一人の中でそれぞれの記憶が語られて、別の場所に流れる時間が進んでいく。


その後の小説でも、複数の人物の視点や、同じ人物の違う時間の視点、ある場所に起きたいろんな時代のできごとを場所や人の中に重ねるように小説に書いてきた。私はたぶんそのようにしか小説を書けない。そのようにしか書けないことが私が小説を書こうとする動機であると思う。

一人のシンプルな視点と語りでは世界の複雑さを表せないし、客観的な三人称も存在しないと思っている。世界を描くには、「ある私」を通した世界の感触を複数積み重ねるしかないし、複数積み重ねたその間から響いてくる声が小説なのだと思う。

複数の時間が並行して流れ続けていて、話が飛ぶのは、ある時間の流れから別の時間の流れに移動するということだ。

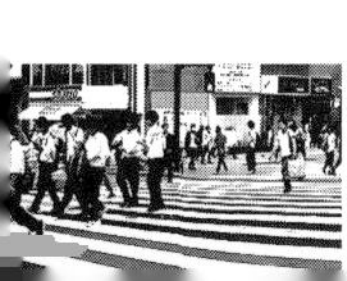

私が診断を受けたあと、ＡＤＨＤ要素のある複数名を含む作家の友人七人ほどでしゃべっていたときのこと。

のちに私の経験を聞いて診断を受けに行くことになるＫさんが、

「今から暑くなるのか寒くなるのか、わかんなくなるときあるよね！」

と言った。

「あ、めっちゃわかる！」

「わたしも！」

と、ＡＤＨＤ要素のある私含む三人は盛り上がった。他の友人たちは「何言ってるの？？？」という感じで不思議そうだった。

そうしたら高野秀行さんの文章の中に、六月にごみを出しに行ったらそのときの空気の感じに十一月ごろのことを思い出し、そのまますっかり十一月の気分になって……、と書いてあって、やっぱりこれはＡＤＨＤ的感覚なのだなと思った。

思考が別の時間の流れに移動して、そこが「今」になったり、戻る流れがすぐにはわからなくなったりする。

別の時間のどこに飛ぶかは自分では決められない。たいていは温度の感じとかなにかしらの要素が別の時間の似たものと結びついてそこにジャンプする。行ったまま戻ってこない、さらに別の時間へと飛んでいくこともよくある。◐

これは「プロローグ」に書いたSF的な並行世界感覚にもつながる。

二〇二三年のアカデミー賞を受賞した『エブリシング・エブリウェア・オール・アット・ワンス』は、そのようないくつもの並行世界を行き来する映画で、監督がこの映画の構想をして調べているうちに自分自身がADHDだとわかったという記事が出ていた。

マルチバース的な感覚は濃淡はあるもの、持っている人は多くいるだろうし、普段はあまりそうでない人もなにかのきっかけで想像する感覚だろうと思う。

近年、マルチバース的な世界観が注目されているのは、メディアの発達で、過去の映像と現代の映像がシャッフル状態で見ることが当たり前になったり、SNSで他人の生活が見えやすくなったりして、「もし〇〇なら」「あのとき〇〇していれば」という想像がしやすくなったというか、せずにはいられない状態になっているからじゃないかと思う。

そのような並行宇宙的感覚はよくわかるし、ADHD的でもあるのだろうと思うけれども、映画などを見れば見るほど、私の感覚とはちょっと違うなあとも思う。

映画というか映像は、別の世界を描こうとするとどうしても別の空間に切り替わってしまう。私の場合は「現在」「過去」「未来」が同じ強度で並んでいる感じ、というか、たぶんそもそもそんなにくっきり分かれていないというか、互いに干渉しあいつつ並存している感じだろうか。

体内の複数の時間は、それほどくっきり分かれていない感じは、私が好きな小説にある。

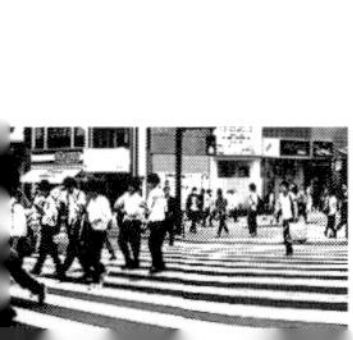

ガルシア＝マルケス『百年の孤独』（新潮社）の書き出しはこうである。

長い歳月が流れて銃殺隊の前に立つはめになったとき、恐らくアウレリャノ・ブエンディア大佐は、父親のお供をして初めて氷というものを見た、あの遠い日の午後を思い出したに違いない。

よく知られたこの一文だけでも、時間が何層かあり、その層を行き来する。『百年の孤独』はマコンドという土地のブエンディア家の一族の百年を描いた小説で（と書いても何の説明にもならないのだが）、数代にわたる家系の中にホセ・アルカディオ、アウレリャノ、レメディオスという同名の人物が何人かいて、様々なエピソードが入り交じって語られるので時系列を整理して読もうとするとたぶん難しく感じられ、その行き来する不安定さ、茫洋とした混沌の流れに漂ったほうがわかりやすい。

私が初めて読んだガルシア＝マルケスの小説はこの代表作ではなく『族長の秋』（集英社文庫）だった。『百年の孤独』の五年後に発表されたこの小説を読むと、『百年の孤独』はまだ整理されていてわかりやすいと思う人もいそうだ。『百年の孤独』は、会話の「　」も改行もあるし、一族の系譜という見取り図が描ける（日本版『百年の孤独』の一九九九年の改訳版からは最初のページに家系図があるが、あったほうがいいかどうかには賛否がある）。

『族長の秋』は、ある国を支配していた独裁者の大統領が死ぬところから始まる。そのあと六つの章（といっても番号もタイトルもない）ごとに一度改行があるだけで、それ以外は改行もなければ会話文も文章の中に入れ込まれている。

六つの章の始まりごとに、「われわれ」が死んだ大統領を発見した時間に戻り、そこから大統領の過去、一生が語られていくのだが、そこにどれくらいの「定量的な」時間が流れたかは判然としない。読んでいるとどうもこの大統領は何百年も生きていたようなのだが、はっきりと何年とは示されない。「われわれ」で語りが始まるが、それは誰なのかもよくわからない(「われわれ」が間接的に主要人物を語る形式はフローベールの『ボヴァリー夫人』もそうで、この間接性が小説なのだと私は思う)。

「われわれ」で始まった語りは、いつのまにか大統領の語る声になり、大統領が語る自らの人生の中にまた別の人物の声がそのまま入ってくる。時間はいつも、何年何月ではなく、誰がどうしたときに、何が起きたとき、と別の時間との接続によって示される。これは『百年の孤独』でもそうだが、『族長の秋』ではより混沌としている。

……彼はおれに言ったよ、おい、フアン・プリエト、耳についた虫が落ちるように、わしが厄除《やくよ》けの呪《まじな》いをしてやった種牛の具合はどうだ、って。おい、マチルデ・ペラルタ、逃げた亭主を無事に戻してやると言ったら、わしに何をくれる、首に縄をかけられているが、これこのとおりだ、こんど女房を捨てようなんて気を起こしたら、うんざりするくらいさらし台につないでやると、この口からよく言いきかせておいた。おなじ親政的な感覚で、公金を使い込んだ役人の手首を公衆の面前で刎《は》ねるよう、人夫に命じた。民家の菜園のトマトをもぎとり、農業技師の見ている前だったが、いかにも通ぶった顔でむしゃむしゃ

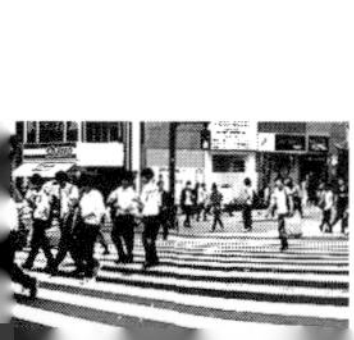

りながら、言った、この土には大量の牝《めす》のロバの糞が必要だな、政府の費用で入れてやれ。そんな変な命令を出すかと思ったら、市内の見回りを途中でやめて、げらげら笑いながら、窓の外からどなるのよ、ミシンのぐあいはどうだ、って、もらってからもう二十年になるわ、わたしが、とっくに使いものにならなくなりました、閣下、物も人間も、一生もつようにはできてませんよ、そうでしょう、って答えたら、そんなことがあるもんか、なんでも永久に使えるはずだ、なんて言って、ねじ回しと油差しを持ちだしてミシンの分解を始めたのよ、お付きの者たちを表に放りだしたままでさ、ときどき癇癪《かんしゃく》を起こして牛みたいに、フゥーなんてやってたわ、モーターの油で顔まで真っ黒になってたけど、三時間ぐらいたったかしら、ミシンがまるで新品みたいに、また動き出したのよ。つまり当時の彼にとって、国民の日常生活上の不便は、たとえどんなに些細《ささい》なことでも、重大な国事と同じ意味を持っていたのだ。……

私はこの小説を、文庫本で図書館で借りた。いつも期限を大幅に過ぎてしまって貸し出し停止になるのに、この小説は読み始めたら止まらなくて一晩で読んでしまった。

一昨年久しぶりに『族長の秋』を読み直して、ああ、この時間感覚、語りの感覚が自分には身体感覚としてとてもしっくりきたので、あんなにも読みやすいと感じたのだと思った。

のちに訳者の鼓直さんの追悼イベントを観に行ったとき、ラテンアメリカ文学者の方々が『族長の秋』はとりわけ読みにくいと話していて、意外だった。自分にとってはものすごく読みやすい小説だったから。

ある時間の流れから、別の時間の流れへ。

小説などフィクションでも最近はよく「時間軸」という言葉が使われるが、それはある程度意図的に構築された時間、作者が設定し操作可能な、よって読む側も座標軸に点をつけて測ることができる時間のようなイメージに思える。「時系列」のような。

「時間軸」と書いてしまうとやはりそこには目盛りが発生してしまうし、堅いしっかりした一本のものというイメージになるので、今、ここにいる私が生きて感じとっている時間とは違っていく。

『タブッキをめぐる九つの断章』（和田忠彦著、共和国）の中に、ボルヘスが『伝奇集』（岩波文庫）の中で「八岐《やまた》の園《その》」という、中国人が書いた「八岐の園」から引用している文章がある（この、何重にも引用されていることこそ、私にとっての小説という形式の根源に思える）。

> あらゆることは人間にとって、まさしく、まさしくいま起こるのだ、と考えた。数十世紀の時間があろうと、事件が起こるのは現在だけである。空に、陸に、海に、無数の人間の時間があふれているけれども、現実に起こることはいっさい、このわたしの身に起こるのだ……。

この「無数の人間の時間」は、独立して並行しているのではなく、「このわたしの身」に含

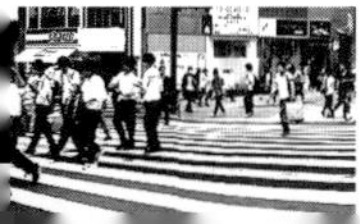

まれている。

今は時計があり、デジタル表示のほうがすっかり主流になり、しかも電波で正確な時刻に修正され、スケジュールも連動して管理したりしているから、揺るぎない正確な標準の時間に誰もが結びついて生活している感覚があまりにも普通になっている、と思い込んでいる。

私が自分の中に、あるいは『族長の秋』のような小説を読んでいて感じる時間は、もっととらえどころがなく、可塑的で、不安定だからこそ確かに今ここで起こっていると実感させられるものだ。

小説はそのような時間の描き方が可能だから、私は小説を書いている。

ラテンアメリカ文学、よく言われる「マジックリアリズム」のような世界だから可能なわけではなく、ＳＦ小説にもそれはある。

ＳＦ小説で私が最も好きな作家は、フィリップ・Ｋ・ディックだ。

『流れよわが涙、と警官は言った』（ハヤカワ文庫）は、超有名テレビタレントのジェイスン・タヴァナーが、ある日起きると誰も自分のことを知らないという、まさに別の世界に移動したかのような場面で始まる。

自分の身分を証明するものもなく、誰にも存在を認められないまま追われる身となるジェイスン・タヴァナーは、数々の危機をくぐり抜けたあと、ある一人の人物の想念によって世界が歪められていたことを知る。おもしろいのは、この一人の人物を突き止めてその死が訪れることによってぱっと元の世界に戻って解決するわけではないところだ。ジェイスンの周りの世界は、歪みつつじわりと変化していく。そしてある一人の想念に影響されているのは彼だけなのか、世界全体なのかも、境界線はない。歪みに巻き込まれる状態そのものが、世界なのだ。

少し前に参加したチリの作家ロベルト・ボラーニョのイベントで、ボラーニョもディックを愛読していたことを知った。複数の声と時間が響き合い、伝聞の伝聞のような形式である人物のとらえた世界を通じて全体を描こうとするボラーニョが、ディックに興味を持っていたのはとてもわかる。


そして、もう一つ、ここでまだまとまって話せる段階ではないが、別のところで関心を持っていることがつながる。

一九三〇年代のデルタブルースのミュージシャンのロバート・ジョンソンは、十字路（クロスロード）で悪魔に出会い、魂と引き換えに素晴らしいギターの技術と歌を手に入れたという伝説で知られている。

この場合の「魂と引き換え」はどういうことだろう、と考え始めた。日本だと「魂を売る」はお金のために倫理的でないことをする場合や、売れるために表面的なものを作るときなどに使うが、それとはかなり違う感じがする。「クロスロード伝説」の魂や悪魔はキリスト教的なものだから、そうするとやはり天国へ行けないということだろうか。

魂を売ると言えばゲーテの『ファウスト』？　でも読むの大変そうかな、と思っていたら長らくドイツで暮らしていた詩人の方に会う機会があったので、『ファウスト』の魂を売るってどういうことですか、と聞いてみた。

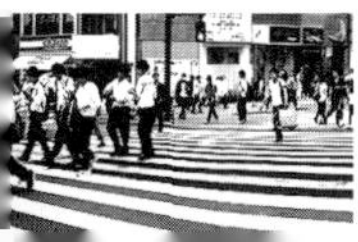

たくさん解説を聞いて、ここで書けるほどまだ消化、理解していないのではしょりますが、そこで詩人の方が話されていたことで強く興味を引かれたのは、悪魔に魂を売るというのは混沌に投げ込まれるということで、その逆は理性的な世界に生きるということ、理性的・論理的な世界が小説で、詩は混沌、というようなことだった。

ボラーニョはずっと詩に惹かれていて自分は詩人だとしていた。小説は生活のために書き始めた。詩人であり続けたから、ボラーニョはあの小説を書けたのだと思う。

私は考えたり知識を得たりするほうは論理的な感覚が強いというか好みだが、世界は混沌だととらえていて、混沌を愛しているのだと思う。

その間で迷い続けているから、私は小説を書き続けられるし、その複数の世界を同時に、混沌とした現実として感じとっているのがＡＤＨＤな感覚（あるいは、ＡＳＤ感覚とのブレンド）に由来するところもあるのだとしたら、けっこう楽しい。

2／自分を超えられること

毎年夏に北海道の東川町に行く。

「写真の町東川賞」の審査員をしていて、七月末に行われる授賞式と展示イベントに参加する。移動はＡＤＨＤの人にとって鬼門でもある。

二〇一九年のときは、土曜日の朝の羽田発の便に乗る予定だった。家を出る時間が遅れ、最寄り駅からの電車が目の前で行ってしまい、ぎりぎりになりそうで焦っていると、乗り換えた山手線が「線路への侵入者」で止まってしまった。恵比寿駅近くの高低差のある場所で、窓の先に線路をふらふら行ったり来たりするスーツ姿の若い男が見える。二十分は止まっていただろうか。

当然、私の脳内は大混乱状態になり、飛行機って乗り遅れたらどうなるのか、他の便はあるのかなど検索しているうちになんとか動き出したが、羽田空港に着いたときには出発時刻の十分ちょっと前。搭乗手続きは締め切りの表示が出ている。とりあえず近くにいた係の人にチケットを見せると、インカムで誰かと連絡を取った。

「一名、ジャンプ・インです」

ジャンプ・インていうのかー。とすでに疲労しきっている私の脳はぼんやり思っていた。

乗れることになり、保安検査を通ると、さきほどの係員さんの声が飛んできた。

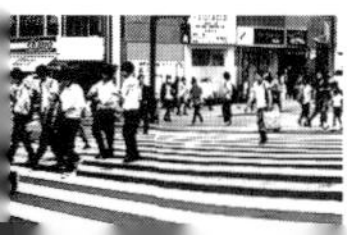

「走ってください！」

旭川行きのゲートはいちばん遠いところにあり、キャリーバッグを引きずって何年かぶりに百メートルを超える距離を走った。

以来、朝の便は危険だということで、前の日の夕方に移動するか、早い時間に出発の時は空港の近くに泊まることにしている。空港の近くで一泊するのは、そのときに忘れ物に気づけてコンビニとかで買い足しできるので、ＡＤＨＤの人にはおすすめの方法である。

◓

二〇二三年の年の夏は、コロナ禍の規制がだいぶ弱まったために一気に観光客が増え、午前の便しかなかったうえにホテルも値段がすごく上がっていたので取れず、その前の三日間は列車の時刻や混雑具合を何十回と検索して不安で仕方なかったが、どうにか無事に乗れ、イベントも楽しく任務を終えた。

土日でイベントが終わって翌日、美瑛《びえい》に移住した友達のところへ行く約束をしていた。三年ほど前に移住した友人は美瑛でレストランをしており、前から行きたいと思っていたのがようやく実現したのだった。

旭川駅から美瑛まで電車で行けば、車で迎えに来てもらえることになっていた。

ホテルのチェックアウトが十時で、約束の時間には一時間以上あって、旭川駅の中でお土産を見たり構内にある若林奮《いさむ》の彫刻作品を見たりしていた。大雨で、広々した旭川駅の中は静かだった。テーブルと椅子があって、勉強をしている学生がいる。その隣で私も仕事の連絡などをいくつかした。改札を入ってからも通路、エレベーター、トイレいずれも広々しているし、ベンチも豊富。空間にゆとりのある土地はいいなあ、などと思いながら列車が出るホームへ向かった。

えーっと、11：30発快速、あ、ここか。電光掲示板で確かめて、一両編成の列車に乗り込んだ。

しばらくして出発。窓の外は雨で、六年目にして初めて見る風景。川を越え、線路沿いの工場などが続くのを眺めていた。構内で待っているあいだに仕事関係のメールを送ったりしていたので、スマホの充電が思ったより減っている。このあと美瑛に着いたら友人に連絡をしなければならないので、なるべく使わないように、リュックのポケットに入れたままにしていた。

小さな駅を二つ通過し、快速が停車する最初の駅で数人が乗り降りして出発すると、風景はほとんど緑ばかりになった。どのへん走ってるんやろ、と、ここでようやくスマホを取り出し、グーグルマップを開いた。

地図の上を青い丸が移動している。旭川市の右上。北東方向に。

えっ。

美瑛へ向かうなら下（南）へ向かっているはずだった。

地図や時刻表を慌てて検索する。戻れるのか、戻るとしたらどの駅から？　大きめの駅まで行ったほうが戻りの列車が多いかもしれないし、と得意の選択肢浮かびすぎパニック状態に陥った。

さらに、インスタグラムのＤＭに迎えに来てくれる予定の友人のお父さんから、そろそろな

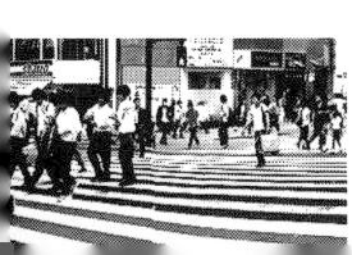

ので駅に着く時間を連絡してください、とメッセージが入る。さらに焦る。

何回も検索したが、ともかく次の停車駅で降りるのが最も早そうというかそれしかなさそう。降りたところは、「ローカル線の旅」みたいな番組に出てきそうな、平野の中にぽつんとある小さな駅。二つあるのが今は片側しか使われていないらしいホームにも周囲にも人気《ひとけ》はなかったが、駅舎は最近建て替えられたらしい明るい建物だった。

少しほっとする。喫茶コーナーがありお土産も売られているが、駅員さんはいない。こういうタイプの無人駅もあるのかー、と思う。引き返す列車は三十分後なので、それまでここにいるしかない。

駅名を確かめると「比布」。ぴっぷ、と読む。駅舎を出ると小さなロータリーがあり、放射状に延びる道路には人の姿はない。駅舎の写真を撮ろうと振り返ると、顔はめ看板がある。八十年代にピップエレキバンのCMのロケ地になったらしい。そのCMはうっすらと記憶がある。出演した樹木希林さんは数年前にも訪れたようで、そのときのサインが飾られていた。

出発時刻が近づいてきて、友人のお父さんから電話がかかってきた。

「どこですかー？　迎えに行きますからー」

「電車で戻って時間がわかったらご連絡します。でも、ランチの時間には全然間に合わなくて……」

「どこの駅？　そこまで行きますよ」

「比布っていうところです」

「ぴっぷ？　ぴっぷってどこかな？」

電話の向こうから友人の夫の声が聞こえる。ぴっぷ⁉ ぴっぷってめちゃくちゃ遠いよ⁉

時刻表を見ると、次の列車のあとは三時間くらい来ない。運良く、反対方向の列車が来る時間帯だったのだ。朝、旭川から美瑛行きを検索したときはそれなりの本数があったから油断していたが、朝の移動する人が多い時間と違って昼間はすごく少ないのだ。

片側が使われなくなったホームにはデレク・ジャーマン感のある花壇があり、なかなかいい風景である。リコーのGR-Ⅲで写真を何枚か撮った。

待ち望んだ列車に乗り込む。何度検索してみても、美瑛に着くのは十四時は過ぎる。ランチが終わって、次のお客さんの時間になってしまう。

旭川駅よりは旭川空港のほうが美瑛に近いので、空港までバスで来てはどうかと友人父からのメッセージにあるが、空港行きのバスは飛行機の出発時間に合わせてあり、この時間はそれも空白地帯である。

何度も電話がかかり、充電は減っていくし、脳内は大混乱のまま旭川駅が近づいた。

ふと、タクシーか、と思う。北海道の距離感が全然わからないので、金額は予想もつかない。

三万とかやったらあきらめるかな……、と検索してみると、七千円、と表示された。

これなら行ける。時間を調べてみても列車を待つよりかなり早く着く。

旭川駅で降りてタクシー乗り場に走り、先頭の運転手さんに乗る前に念のために聞いてみたが、やはり七千円くらいとのことだった。

雨の中、のんびりした景色をしばらく走り、運転手さんが聞いた。

お仕事ですか？

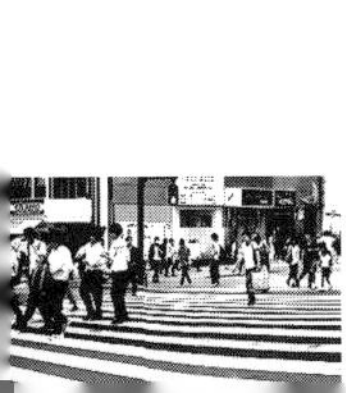

実は、美瑛に行く電車に乗ったつもりが宗谷本線に乗ってしまって……。

笑ったらいけないけど、それはねえ、比布ですか、大変でしたねえ。

宗谷本線という名前だからあの線路の先には日本最北端があったんだなあ、乗ってたのは名寄行きだからそこまでは行かないのだけど、などと思う。このとき私の頭の中には、ダ・カーポの「宗谷岬」、とんねるず「人情岬」、森進一「襟裳岬」、細川たかし「北酒場」などが同時に流れている。

無事に辿り着き、少し遅れたがランチの一皿目に間に合った。

そのあと、友人のお父さんに車で美瑛を案内してもらった。にわか雨が降り、その晴れ間に照らされる美瑛の丘の風景はうつくしかった。

さらにそのあと、行き違いでおもしろい事件などが起こり、一生覚えているであろう一日になった。

ADHDで困ることも多いし、実際この日は友人のお父さんを大騒ぎに巻き込んでしまったのではあるが、ADHD力を発揮した旅だったと思う。

予定や行き先をしっかり確認して余裕をもって間違えずに行動していたら、宗谷本線に乗ることも比布駅に行くことも比布駅にまつわるなにかを知ることもなかった。実は日本の鉄道の歴史に興味を持って調べたりしていたところで、比布駅では両隣の駅が二年前に廃止になったお知らせが貼ってあり、北海道の鉄道の廃線問題を実感したりもした。

東京に帰ってきて数日後、上野の東京都美術館のマティス展にようやく行けた。六月から予約しては仕事が終わらなくて何度も時間を変更し、チケット一回分は無駄にしてしまい、やっと辿り着いたのだった。

人に会ったり出かけたりする用事はできるだけ一日にまとめるようにしていて、この日は映画→文芸誌編集部との打ち合わせ→マティス展と脳内が順調にごたごたしていく中、灼熱の日だったので日傘を手にしていた。美術館の入口まで来ると、鍵付きの傘立てが並んでいて、長い傘は持ち込めません、と書いてある。そこに置いて鍵をかけながら、絶対帰りには忘れそう、と思っていたら案の定忘れた。しかも、家に帰ってからポケットを探ると鍵が出てきて、それで気がついたのだった。

帰り道で上野駅構内のたいめいけんでごはんを食べ、店の前の待つ椅子に座り、店内の椅子に座り、上野からの電車、乗り換えての電車で座るたびに、なんか持ち物が足りない感覚があった。しかしマティス展で買った図録をエコバッグに入れて持っていたために、「荷物は二個持っている」と認識して、「忘れない」注意がマティス展図録のほうに行ってしまったようだ。

翌日、東京都美術館に電話してみると、忘れた傘は当日に全部外されて保安センターに行くそうで、そちらで取り置きをお願いした。忘れ物した人は電話したほうがいいですよ。

マティス展になかなか行けずに四回も予約変更して金曜の夜間開館でやっと行けた私が上野公園までもう一度行けるのだろうか。スケジュール帳を見てみると、翌週に友人たちとお茶の約束がある。方向的にも合っている。

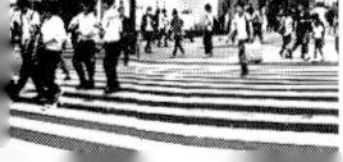

実は、同じ上野公園にある国立博物館の「古代メキシコ展」にも行きたいと思っていたのが、マティス展だけでもなかなか行けずに金曜の夜間開館になんとか滑り込んだ次第なので、「古代メキシコ展」は無理だとあきらめていた。

というわけで、傘を取りに行く任務が発生しなければ、きっと行けずじまいだったであろう「古代メキシコ展」に行けたので、日傘を忘れてよかったことになった。

◐

コントロールされた主体性だけでは行けない場所に行ける、というのは自分の小説に何度も書いてきた。受け身の登場人物と批判的に言われることもあるが、ただ流されているわけでも、人の言いなりになっているわけでもない。

偶然性と他力に飛び込むかどうか、だと思っている。

ＡＤＨＤ的にやらかすことの多い人間であるが、性格的には慎重でびびりである。その私を超える経験ができるのは、ＡＤＨＤの力でもある。

そしてなにより、このような日のできごとと、考えたことがすべて生かせる仕事をやっていてよかったなと思う。

余談　美瑛までのタクシーの運転手さんに聞いた話。旭川ではちょうどインターハイがあって、私が宿泊したホテルもサッカー部男子でいっぱいだったのだが、私の前に乗せたお客さんは息子の応援のために来た家族で、優勝候補だったから三試合分の宿を取っていたのに初戦で負けてしまい、仕方がないので観光して帰るかと旭山動物園まで行ったそうである。この話も聞けておもしろかったし、私はタクシーの運転手さんの話を聞くのは基本的に好きだ。

余談の余談　このあいだ東京で夜に乗ったタクシーは、クラシックコンサートの動画をずっと流していた。聞いてみると、クラシック、しかもモーツァルト専門で、お客さんが乗っていないときは爆音でかけているそうだ。真夜中の東京で爆音でモーツァルトをかけて走るタクシー、とてもよい。

　ラジオ局の仕事の帰りに乗ったタクシーは、ラジオの熱心なリスナーさんで、ラジオにまつわる話をいろいろ聞かせてもらった。そこでこないだ爆音モーツァルトタクシーに乗ったという話をしたら、丸の内で真空管アンプを搭載してジャズをかける名物タクシーがいると教えてもらった。帰宅してから検索してみると残念ながら数年前に引退されたようだが、その運転手さんが選曲したジャズのコンピレーションCDも出ていた。

　タクシーは偶然性と他者の話の宝庫だと思う。たまに感じの悪い人もいるが、それもまた私は仕事に生かせる。

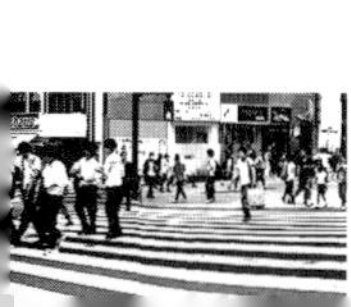

3 旅行できない

初めて海外旅行に行ったのは、と書いてみて、その前に国内旅行も自力で行ったことはないと気づいたので、初めて旅行したのは、大学卒業間際の春休みで行き先はトルコだった。

当初は、高校時代の友人と卒業旅行としてイギリスに行くつもりだったのだが、彼女が就職先から授業が終わりしだい働いてほしいと言われたために行けなくなった。働き始めたらなかなか行けなそうだし、このためにお金も貯めてたし、でも他の友達はすでに旅行先が決まっていたり行ったあとだし一人で行くのもなー、と思って見回したところ、目の前に弟が転がっていたので「外国に旅行行かへん?」と言ったところ「ええよー」と言うので弟と行くことになった。

しかしイギリスは嫌だと言う。「どこがええん?」「インド」「暑いし体力いりそうやし私が嫌」ということで間を取ってイランになり、ツアーを探したが(当時は『AB-ROAD』などの旅行雑誌で探して旅行会社のツアーを申し込むのが一般的だった)ちょうどよい日程がなく、同じページに載っていたトルコになった。

それから今までの三十年で海外には二十回ぐらい、十数か国行っているが、完全に自力で行ったのはその最初のトルコだけだ。

二度目はベトナムだった。

トルコというのは海外旅行の行き先としては中級者以上という感じで、飛行機に乗るのも初めてなのは私と弟だけ、あとは海外旅行が趣味であちこち行っている人ばかり。添乗員が頼りなかったことでツアー参加者が結束して仲良くなり、帰国してからも集まるようになった。

そのうちの一人が、常に旅行の同行者を探している状態で（一人だと追加料金がかかるから）、四年後に私が年賀状に会社を辞めたと書いたら即連絡が来て、旅行に誘われた。行き先はすでにホーチミンと決まっており、ビザだけは自分で取りに行ったが、あとは手配も現地の予定も全部彼女がやってくれた。

そのあと海外に行ったのは十年後の二〇一〇年にオーストラリアと韓国で、どちらも仕事。それ以降の旅行もすべて仕事である。自力で旅行できないので、旅行の仕事はなるべく受けるようにしており、そうすると「あの人は行くらしい」と認識されてまた別の依頼が来る。オーストラリアはＪＡＬの機内誌旅エッセイ、それ以外はほぼ文学祭やシンポジウムなどの文化交流行事で、余裕があるときは滞在を数日延ばして観光したり別の都市へ行ったりもした（ロサンゼルスからオレゴンへは飛行機とホテルは自力で取って移動した）。

◒

なぜ旅行に行けないかというと、まず、休みが取れない。休みが自動的に決まっていない仕事なので、休みを取ろうと思ったら自分で決めて作らなければならない。常に複数の仕事が並行して進んでいて締め切りがずれていき、世間が休みのときはむしろ仕事をしている私には、まとまった数日の休みを数か月から数週間前に設定することができない。

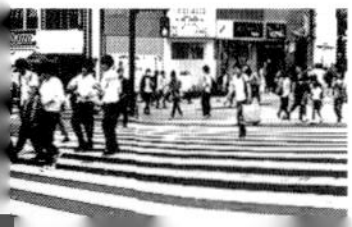

設定したとしても、その直前には仕事が積み重なっていて行きたくなくなるので、仕事で向こうでイベントが決まっており行くしかない状態にしないと行けない。

次に、準備をするのが難しい。

「頭にいろいろなことが浮かびやすい」特性のため、何を持って行けばいいか考えすぎてしまう。現地の気候や天候を調べ、その地の事情によって必要なものを調べ、今なら行った人の体験談ブログがいくらでもあるのでそれを読んではあれがいるのかもこれもいるのかもと思い悩み、買いに行き、ネットショッピングで延々と検索して品定めをし、気がつくと何日も費やしている。

フィリピンに行ったときは、喘息のせいで幼少時に予防注射をしていないために日本脳炎に怯え、これから予防接種も間に合わない時期だったので強力な虫除け探しに数日を費やして三種類も買ったが、乾期だったので蚊は全然いなかった。

アメリカのアイオワ大学に三か月のプログラムで行くときは、半年前から荷造りした。トランジットや飛行機を調べ、持って行ける荷物の量を調べ、それに合わせたスーツケース（二個）を数週間かかって吟味して買った。それまでに何度か外国に行ってだいぶ慣れて荷物も減らせていたが、三か月、しかも現地で買えばいい大都市と違って、中西部の大学しかない小さい町で、経験者に聞くと今は amazon があるからと言われたのだが日本と違って届くのに二、三週間かかったりする。

当然、持っていきたいもの全部は入らない。出したり入れたりする。どれくらいの気候か調べるのにアメリカの街なかのライブカメラを見たりしたのだが、タンクトップに短パンの人もいればダウンを着込んだ人もいるというばらばらさで余計に混迷が深まる。

出したり入れたりして、直前になってやっぱりこっち、と入れたものが不必要で、出したものが必要だった、というのも毎回のパターンだ。ニューヨークやロサンゼルス、ソウルではファストファッション系チェーンが日本とほぼ同じ感じで並んでいて、毎回結局現地に着いてから買い足していたのだが、アイオワではやはり難しかった。

毎回服にものすごく悩んでしまうのにもいくつか理由がある。体温調節が苦手なので、気候の変化に対応できるように複数用意しなければならない。普段着はごくカジュアルだが、仕事で文学イベントに出る場合ある程度きちんとした格好が必要になり、国やそのイベントによって基準が違ってかなりきっちりめフォーマルな場で焦った経験もあり、いくつかのパターンを考えて揃えなければならない。


そんなわけで、荷造りは出発が近づいてくると焦り、焦れば焦るほど脳内には複数の可能性が浮かびすぎてつらくなり、しかも当然部屋はぐちゃぐちゃなのに出る前にある程度片づけてごみなど捨てておかなければ帰宅したときに大変なことになるし、もちろん仕事も終わらせないといけないし、向こうに行ってから連絡ができるようにしておかなければいけないし、出発に間に合うのか、忘れ物をしたらどうしようかとどんどん切迫感が強まっていき、泣きながら荷造りをする。

比喩ではなくて、毎回ほんとうに泣きながら荷造りをしている。これは、ＡＤＨＤ的特性だ

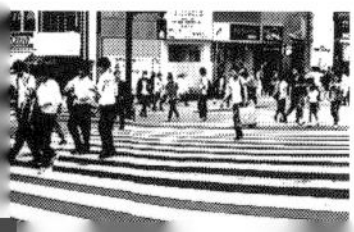

けではなく、「助けを求められない」がかなり大きい。行けばなんとかなる、忘れても足りなくてもなんとかなる、と考えることができない。むしろ同行者に迷惑をかけないようにしなければとあれもこれも用意してしまう。

以前、仕事でメールのやりとりをしていた友人が、チェコに旅行に行くのにあと二時間後には家を出ないといけないんだけどまだなにも準備してない、と書いていて、それを読んだだけで不安で倒れそうになってしまった。チェコ！　あと二時間！

そんなわけで、泣きながら荷造りしているときはほんとうにつらく、行きたくない気持ちでいっぱいである。行きたくない、なぜ行くと言ってしまったのか、と泣きながら、自分で予約してたら絶対キャンセルしてるな、と思う。

◐

そのつらさを乗り越えて、飛行機に乗ってしまえば全然楽しい。旅行先でもとっても楽しい。直前に出して置いてきたあのカーディガンやっぱり持って来たらよかった、とマンハッタンのユニクロで割高の似たようなカーディガンを買い、地下鉄やらバスに乗ってあっちこっちうろうろするのは一人で全然平気である。むしろ一人のほうが集合時間などが決まってなくてよい。帰る日にはまた泣きながら荷造り（こちらはおもに忘れ物の心配とたいていは飛行機が早い時間で寝られないことの焦り。毎回なにか忘れるので心のダメージが少ないように、持っていく服はほぼユニクロにしている）が待っているのだけど。

海外だけでなく、国内の旅行もほぼ仕事である。わずかな仕事以外の旅行も友人が企画して交通機関も宿も取ってくれた。ほんとうに自分の意志だけで予約などもした旅行は、二十五年前に当時の彼氏と温泉に行った一回だけな気がする。

だから、行ってみたいところにはなかなか行けず、思いもよらぬ土地に何度も行っている。思いもよらぬ土地も行ってみると楽しい。まったく興味のなかったロサンゼルスには三回（全部仕事）といちばん多く行っていて、とてもおもしろくて好きな街になった（デヴィッド・リンチの世界ってリアルなんやー、と思った）。

心残りは、旅行取材の依頼でスペインの巡礼企画と、南極企画に行けなかったことだ。三週間後にスペインで何十キロか歩いてください、来月クルーズ船で南極に行ってください全部で三週間ぐらいかかります、と言われて行ける人はなかなかいないだろう、と思ったら数年後だがどちらも私よりずっと忙しそうな作家の方が行っていて驚いた。

自力で旅行できないのに、いろんなところに行けてしかもそれがまた仕事の元になって（この原稿も書ける）、いい仕事についたなあ、とつくづく思う。

余談❶　そういえば大学で卒論の提出締め切りの日、私は参考資料などもきっちり揃えて前日に提出していたが（重大というかそこで間に合わなければほんとうにアウトなときは焦りすぎ状態に陥りながらむしろそのこと以外が手につかなくなる。飛行機に乗り遅れるのも過剰に怖れているので余計に荷造りがつらいのだろう）、研究室に行ってみると同級生が昼ごろになってもまだ書き終えておらず（手書き！）、参考資料にも手をつけていな

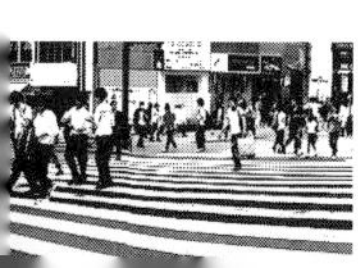

いと言うので驚愕し、あまりに不安で落ち着かないので私が参考資料をひたすらコピーしてファイリングした。同級生は、だいじょうぶやって〜、という感じでのんびりぎりぎりの時刻に書き終えて、それも私が提出用と控え用をコピーしてファイルを作り、私は手が震えながら焦ってやっていたが、同級生はまったく焦っていなかった。

余談❷ 「助けを求められない」「自分で全部やらなければと思ってしまう」のは、家族の中での役割が影響しているとも思う。長子の長女なので、中間管理職的な立場になりやすい。きょうだい関係は性格や行動に影響すると思う。一人っ子も「人に相談する」が苦手な人が多いように、経験上感じる。

4 マルチタスクむしろなりがち

診断を受けたとき、その診断フルコースには、他に身体的・精神的な原因がないかを調べるためのCTや脳波の検査もあった。本来は、デイケアのグループプログラムもあったのだが、その時期がちょうど新型コロナウイルスの状況が厳しかったために受けることができなかった。フルコースが終わったとき（確定診断で終わりではなく投薬の様子見や診察や面談があった）、そのあと一か月ごとに医師の診察と薬をもらうことは決まって、最後のときに心理士さんから、ご希望があればカウンセリングも受けられますので、と言われていた。

コンサータで生活がかなり改善し、診断ひとまとめセットの中でいろいろとわかったことや教えてもらったこと、それを踏まえて本を読んだりしてそれなりに対処できたので、当分は月に一度の診察と処方にだけ通っていた。

一年ぐらいして、コンサータで「起きてる」だけではどうにもならないことがあるなーとわかってきた。診断によって気持ち的に前向きというかやる気が湧いてがんばっていたのがちょっと息切れ気味疲れ気味、部屋も仕事も収拾がつかなくなってきて、せや、心理士さんがカウンセリング受けれるって言うてた、と思い出して予約を入れてみた。

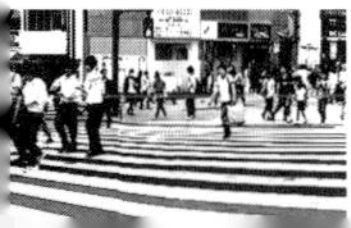

カウンセリングは月一回を六回で一セットということで、まず何について受けたいかを聞かれた。人間関係の悩みなど本人が希望することについて受けられるとのこと。人間関係については別のところでカウンセリングを受けているし、生活と仕事をなんとかしたいです！　とお願いした。

それで始まったカウンセリングはかなり具体的かつ実用的な内容である。短期中期長期の目標を設定したり課題を書き出したりすることからスタートする。

話していて、これはいいなと思うのは、心理士さんが「こうしてください」と決めることはなく、こんな方法もありますよ、私の知人のＡＤＨＤの人はこうしてますね、ＡＤＨＤの方にはそれで困ってる人けっこういますね、とあくまで一例、提案、という感じなことだ。

この本でも何度も私自身書いているが、ＡＤＨＤ、ＡＳＤといってもいろんな要素、タイプ、症状の出方があり、さらに個々人の生活や仕事の状況も全然違うのであって、ＡＤＨＤだからこうすればよいとは言えない。発達障害の専門外来で多くの人に接していると、当然そこはすごく理解されているんだなあと思う。

診断を受けてからの経験から、ＡＤＨＤの人は◯◯、とステレオタイプで言われがちな要素が元になっていてもいろんな方向に困っている人がまあまあ多い、というのがわかってきた。

その一つが「マルチタスク」。

ＡＤＨＤ、あるいは発達障害の人は「マルチタスクが苦手」、というのは本なんかにもよく書いてあるし、それこそ適当なチェックリストにはだいたい入っている。まあ、苦手と言えば苦手なのかもしれないのだけど、その「苦手」＝「全然できない」ではないねんなー。

もちろん、ものすごく苦手なタイプで困っている人も多い。でもそれだけでもない。

カウンセリングの一環で、一日の行動を細かく何分かかっているか書き出す、というのをやった。次のカウンセリングまでできれば毎日、表になっているところに書き込む。ざっくりではなく、「歯磨き三分」「顔洗う二分」とか、できるだけ細かく正確に書く。

ものすごくイヤである。書きたくない。私は日記が苦手で一度も続いたことがなく、それは「継続」が無理なのだと思っていたが、近年日記企画が文芸誌などでたびたびあって半ば強制的に書くうちに、どうやら書くことそのものがイヤなのだとわかってきた。だって、書いたら自分がいかに「できなかった」ことばかりか、ツイ廃か、を突きつけられるだけだし、それを記録に残したくない。

しかし、そのイヤを乗り越えて、書いた。一か月分、はもちろん無理で、十日分ぐらい。書いてみて、気づいたことがある。

表は一枠ごとに時間（〇時〇分~〇分）と行動を書くようになっているのだが、私の行動はそれに収まらない。常になにかしら並行してやっている。朝はポッドキャスト聞きながら朝ごはん食べながらツイッター見ながら洗濯機を回して顔を洗ってツイッター見て着替えてツイッター見て radiko 聞きながら洗濯物干して……という感じで、複数のことをやっているので、枠の上にびゅーっと↓を伸ばすのが二本、三本、少しずつずれながら続く。

一日の行動をまとめて見てみると、なんもやってないと思っていたよりはもうちょっとなに

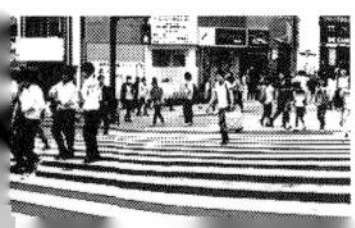

かやっていた。ポッドキャスト聞いたり（時事問題解説や英語のニュースや学習要素多め）、配信のドラマ観たり、なんかやってるけどきっちりこれと意識してないのでなんもやってない感じになっているっぽい。

なんかこういう同時進行になっちゃうんですよねー、と心理士さんに言うと、ADHDの人はマルチタスクになりがちですね、とのこと。そうやんな、むしろそうやんな、と妙に納得した。脳の多動を埋めて落ち着かせるためになにかしら常に情報を摂取してしまうし、あれもこれもやらないと気になり続けているし、マルチタスク状態になるやんな。

しかしここで問題なのは、マルチタスク状態、ということで、マルチタスク達成ではないことで、やりかけて忘れたり放置したりはしょっちゅうで、だからやかんは笛が鳴るやつにしている。

ときどき、ADHD要素のある成功者が紹介されているが、このマルチタスクなりがち状態、あれもこれも思いついたことはとりあえずやってみる特性がうまいこと生かされれば、企業や研究などで業績を上げられる可能性もあると思う。特にそのやりかけたことをフォローしてくれる人がいたり環境があれば、けっこう向いているかもしれない。

私は人に頼むのが苦手だし、マルチタスク完遂はできないタイプだから事業で成功ってことはなさそうだが、あっちにもこっちにも興味と好奇心で手をつけてしまうのは今の仕事にそれなりに生かされていると思う。

ADHDの人はマルチタスクに関して困難を抱えがち、というのはそうかもしれなくて、でもその困難の方向があっちだったりこっちだったりするのよなー。

私の場合は、あれもこれもやりかけて散らかる、収拾がつかなくなるのと、常にいろんなことを並行してやっているのでたぶん脳がめっちゃ疲れる。ポッドキャスト聞きながら朝ごはん食べながらツイッター見て、朝からたぶんすごく脳を使ってしまうのだが、やってることの一つ一つはそれほど負担があるようには思えないので、たいしたことをやってないのになんかすごい疲れてる状況になっているのやなー、と理解はしたが、朝ごはんを食べるだけをやる、というのは落ち着かなくて難しい。風呂も防水スピーカーを持ち込んでなにか聞いていなければ耐えられない。静かだと不安なことばかりが思い浮かんでしまう。

◐

マルチタスク問題としてよく挙げられる例に料理がある。いくつかのメニューを同時進行で段取りを考えながら作らなければならないので、苦手という人は多い。

私は、むしろできるほうだ。雑なのでおいしいかどうかはさておき、短い時間で何品か作れる。できるだけ効率よく収めることが楽しい。一つには、時間と要素が限られていることがある。この材料でこの時間内にこれとこれを作る、というのがはっきりしているので、そこまでがんばればいいと思えばできる。

ツイッターでＡＤＨＤの人のアカウントを見ていても、家は片づけられないけど職場での職務ならめっちゃ得意、というのをけっこう見る。賃金（わかりやすい報酬）が発生するのも大きいし、もっと関係があるのは家事は終わりがなく不確定要素が大きいのに対して、職場や職務は範囲が明確だからだろう。見通しがある、ゴールがある、というのは重要なことだと思う。

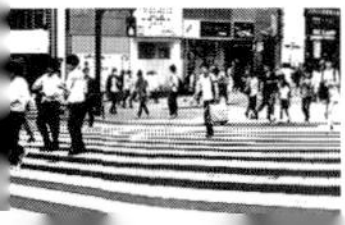

料理はできるもう一つの理由は私の個人的な経験で、私が六歳のときに美容師の母が自分の店を持ち、以来しょっちゅう手伝っていた。母が家にいないので、家事もかなりやった。母もADHD要素があると思うが、私とは逆に身体に多動が出るタイプで、それに当時は発達障害なんて概念はなくてわからないので、家でも店でもとにかく急《せ》かされた。店では常に気を配っていなければならず、片づけてないままのものが残っていれば「あんたはほんとに気がつかない！」と怒られた。

当時は予約制というのはほぼなく、土日など忙しい日に長時間待たされたお客さんが帰ってしまうことが怖かった。その環境でめちゃくちゃ鍛えられてしまったために、料理と接客業という限定されたマルチタスクだけが妙に実行可能である。

若いころ三か月だけマクドナルドでバイトしたことがある。その前に友人がマクドナルドでバイトしていて、忙しすぎるので八時間働いたら熱が出たと言っていたが、私はとても楽しかった。マクドナルドと言えばマニュアルで、当時世間では「今の若い人はマニュアル人間で」などと否定的な意味で使われていたが、仕事が細かく明確に決められているのはすごく働きやすかった。見て覚えるとか気をきかせるとかいった属人的で曖昧なやり方でなく、明文化されて担当者が替わっても仕事ができるように作られているのだ。

レジを担当していたが、注文を受け（インカムでお客さんの注文をリピートする声がキッチンに伝わる）、まずドリンクをサーバーにセットし、ポテトを袋に入れ、できた（この三十秒ぐらいのあいだにキッチンでバーガーが作られる）バーガーを取ってトレイに乗せ、注ぎ終わったドリンクを取って、「お待たせいたしました！」で完了。これがぴったりできるとそれは気持ちがよかった。Lサイズのドリンクだとポテトとバーガーを取りに行ってきてもまだ注ぎ終わってなくて、Lサイズデカいな、と感心した。

楽しかったのに三か月で辞めたのは、仕事内容ではなく、繁華街だったから学生や若い人ばかりの店舗で、サークルみたいなノリでみんなが親しく遊びに行ったりする人間関係が苦手だったからだ。仕事は合格点だったが、当時の私は今よりもコミュニケーションに過剰なくらい苦手意識を持っていたから、試用期間の終了時に辞めてしまった。今思えば、もう少し続けたほうがよかったかもしれない。

同じ要素でも表に出る方向が違うというのは、母を見ていると思うことでもある。ADHDの代名詞と思われている「片づけられない」についても、「あちこち気がつく」と「注意散漫」は紙一重なのであり、母の場合は「片づけないと気が済まない」になっていた。身体の外に表れる多動タイプで、常に動いている。常に手が動いて、なにかを片づけたり掃除したりしている。動けない脳内多動だった子供の私は、母から見れば相当に不可解な存在だったのは想像に難くない。

そんな感じで「苦手と言われていることをむしろやりがち」なのはいろんな要素であるんだろうなと思う。気になるので締め切りの前すぎるほど前にやる人と、私みたいに締め切りが迫らないと手をつけられない人がいる。遅刻するのが心配すぎて二時間前に現地に行くADHD要素の強い友人がいるが、私は大幅遅刻はたまにしかないけどだいたい五分十分は遅れる。自

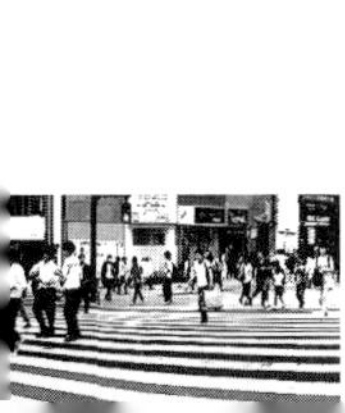

分の興味があることばかりしゃべり過ぎる人と、それで子供のころにトラブルを経験して普通にしゃべることさえ苦手になり無口と思われている人がいる。

だから、十項目か、せいぜい二十くらいしかないチェックリストで、「片づけられない」「マルチタスクが苦手」などでADHDかどうかはわからないし、AならBみたいな安直な情報は誤解や先入観を広げるだけだと思う。

余談❶ 検査で受けるテストにも「片づけるのが苦手」的な質問はあるが、ときには百個ぐらい質問があって、一つの要素をいろんな角度から尋ねるように作ってある。

余談❷ 接客業の店内マルチタスクをかなり強制的に刷り込まれてしまったために、今でも混んでいる店に行くのが苦手だ。片づけていないテーブルがあったり注文を待たされているお客さんがいると気になって仕方ない。店員さんに対して片づけろとはまったく思わない。落ち着かなすぎて、ここは私が片づけるから、あなたはあっちの注文聞いて、あなたはそこ掃除する前にあれ運んで！　みたいなことが脳内に浮かびすぎて食べるどころではない。

最近は人出不足であきらかに回っていない飲食店が多い。先日入った店でも慣れない若いバイトさんに両隣の客がかなり苛ついており、私に手伝わせてー！！　と気が気でなく食べた気がしなかった。若い女子のグループが帰り際にレジを間違えたそのバイトさんに、大変ですよね〜、と明るく声をかけていてほっとした。

余談の余談 混んでいる店はつらいし、待つのも死ぬほどつらいので、いわゆる行列のできる店には絶対に行かない。行列って業務形態が合っていないということだと思うのだが、なぜそれが売りになるのか謎である。待つのがイヤなだけでなく、とにかくなんに関しても「数が少ないほう」を選ぶ性質なので、空いている店に入る。混んでいたり並んでいたりする店ならおいしいだろうから、と言う人もいるが、あまり当てにならない。

一人も客がいない店があるとついつい入ってしまうのだが、私が入ったあとに次々客が入ってくる現象がよくある。もしかして私って福の神なのでは？ などと思っていたが、そうか、世間の人は客がいない店には入りにくいから私が一人いるだけで入ってくるのか、と気づいた。外からよく見える席に座ると、すぐ誰か入ってくる。

人気のものがいい、人がいいと言っているものがいい、という感覚がよくわからないのは、「みなさん」から外れる要素の多い状況で育ったせいもあると思う。「ランキング」ってなんであんなにたくさんあるのか、これも私には謎だ。

余談❸ 「ポリタスTV」で、羽田空港の滑走路衝突事故に関して「ヒューマンファクター」という安全管理の手法の専門家である佐久間秀武さんが解説されていた回がとてもおもしろかったのだが、その中で人間にはそもそもマルチタスクはできないという話があった。マルチタスクできてるつもりの人でもできていないのかも、と思った。

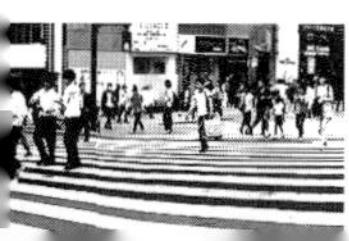

5 私と友達

コミュニケーションが苦手で、という話をすると、小説では友達がたくさん出てきて人と会話する場面が多いので、意外、そんなことないでしょう、と言われたりする。

小説に旅行の話をよく書いているので、ものすごく旅行好き、しょっちゅう旅行している人と思われがちなのと似ている。自力で旅行できず、めったに旅行しないので、たまに出かけた旅行のことがとても鮮烈に記憶され、そのことを書く。

友達との会話も、自分にとって友達が貴重な存在で、普段、人にほとんど会わない生活の中でたまに話すことが強く印象づけられるからだ。

コミュニケーションが苦手というわりには友達多い印象に関しては、多いか少ないかはよくわからないが、コミュニケーションが苦手ゆえに、その部分を気にしない人やこういう私と友達づきあいをしてくれる人しか残らないため、私の周りはいい人ばっかりやなあ、となってる。

若いころ、少し年上の人たちの会話を聞いていて、知人の結婚式に来た人が十年来の友人なのにご祝儀が一万円だった、もうつきあいはやめる、とかなり厳しい感じで話していたことがあった。たぶん金額のことだけでなく、その「文化」の中ではありえない行動があったようなのだが、私の中身がバレたら絶対怒られるから隠しとかないと、と横で怯えていたことがある。

金額の多寡よりもマナー違反という意味で失望されていたのだが、それで友人関係が終わるというのは私にはよくわからず、しかしそのよくわからない私はどこかのコミュニティでは困った存在なのかもしれない。

小説に友人関係をよく書くのは、友人関係が自分にとってとても重要なもので、十代のときに危機的な状況に陥ったのは友人関係のがきっかけだったが、それよりも深刻に家族関係で苦しんでいた私を助けてくれたのは紛れもなく友人たちだった。

友達というのはどこからどこまでかよくわからないからいいと思っている。恋愛や結婚のように決まった相手でもなく、いつからいつまでというのでもない。

当然、こちらは友達と思っていてもあちらは思っていない、その逆、もよくある。それもまたいいと思う。

先日読んだ人生相談で、私とは気の合わない（と一方的に思っている）ある回答者が、「友達とはどんなことでもさらけ出してぶつかり合いながらも許し合える相手のことです」と書いていて、えー、そんなことないやろ、と思った。少なくとも私は違うし、むしろほどほどに距離があったり、踏み込みすぎないくらいのほうが関係が続くことない？

もちろん、ものすごく困難なときになにかしら助けになったり、衝動的なことがあって受け止めたりもあるけども、わかり合ってしょっちゅう連絡取ってなければ友達じゃない、とは全然思わない。

友達ってめんどくささとつきあう、つきあってもらうことやな、とは思う。そういう私の距

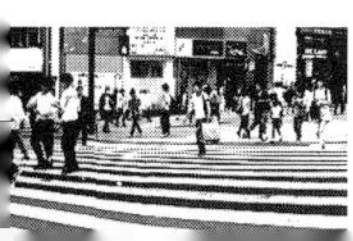

離感とは合わないという人もいるだろうし、それぞれの友人観があるだろうけども。

ともかく私は、何年も会ってなくてもたまにちょっと話すだけでも友達は友達だし、その中で「親友」など親しさを分けることもしない。

ときどき、こちらが友達だと思っていても相手が友達だと思っていないとつらいから「友達は少ない、いない」と言っているというのをSNSで見かけるのだけど、逆もない？　と思う。相手は友達と思っているのに「友達はいない」って言われてたらつらくない？　というか、そういうふうに自分のことをマイナスにしか思えないことが難しいところというのは、他のことに関しては私もそうなのでよくわかる。

保育園で小学校入学が近づいて「友達百人できるかな」の歌を習ったとき、みんなに合わせて歌いながら「百人は無理やろ」「そんなにいらんやろ」と思っていた。

「友達」はけっこう過剰な期待や定義を詰め込まれがちな概念で、そのことで余計に難しいところがあるのだと思う。

私は今までに、その貴重な友人たちに不用意な言動をして関係を壊してしまったことも何度もあって、こんな私が言うてもどうなんやろなとは思いながら、自分を助けてくれるのはこの先も友人たちだと思うし、友人たちのことが好きだし、友人関係を小説に書くと思う。

「友達」という言葉が意味を背負わされている気もするので、ゆるいつながりの人、薄めのつながりの人と言い換えたほうがしっくりくるかもしれない。日々の生活に困難があったりコミュニケーションが苦手だからこそ、ちょっとしたことを言える薄めのつながりの人が複数（分散、だいじ！）いてくれてよかったなと思う。

余談

人間が社会的なつながりを保てるのは百五十人までとする「ダンバー数」という概念があり、大人で百五十人なら六歳に百人はやっぱり無理と思う。そしてそもそも、人数多ければいいのでもないし、百人いたらいたでいいけど、数人なら少ないわけではないし、いないのがよくないのでもない。

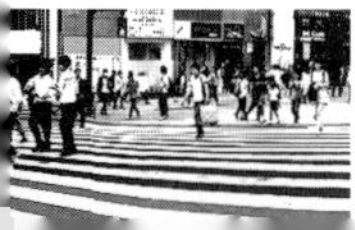

6 向いている仕事

ＡＤＨＤ、発達障害の当事者として本を書くことについては、こうして書いている今も逡巡がある。自分の症例がＡＤＨＤのイメージにどう影響するか、不安に思う。

「小説家」という仕事をしているために、「才能がある」というストーリーに回収されてしまうことも困るし、今のところなんとか仕事も生活もできているので、運良く恵まれた環境の話にしかならないかもしれない。

向いている仕事についた、とは思う。

仕事の様子を実際に目にすることが少ない職種なので、特別な仕事と思われがちでもある。

数年前、とあるところからの講演依頼があり、タイトルは「夢をかなえて輝く！」と書かれていた。慌てて、タイトルは変えてくださいとお願いした。おそらく日本で最もよく知られているであろう文学賞をもらったときは、出身中学と高校に垂れ幕がかかった。そのときに、オリンピックのメダルみたいなイメージなのかな、と思った。実際には全然違うのだが。

私にとっては、小説家は数ある職業の一つで、特別な仕事ではないし、「夢」と考えたことはない。

一つには、母が美容師で経営者であり、その店を小学生から手伝い、高校時代には美容学校の通信制も受けていたので、労働を身近にというか、生活の一部としてとらえて育ったことがある。なにかしらの職業で働くこと、それで自分の生計を立てることは、常に考えなければならいことだった。

当時の女子の中ではそのように具体的に職業を念頭に置いて働き続けることを考えていたのは少数派だった、あるいは少数派だというイメージがあったかもしれない。しかし、同世代の女子で母親から「とにかく手に職をつけなさい」と看護師や薬剤師など資格を取ることを求められた人も多かったから、世間的なイメージほど、当時の女子が仕事で生計を立てることを考えていなかったわけではないと思う。

美容師は自分には向いていないことははっきりしていた。とにかく体力的に厳しく、長時間労働の立ち仕事、わずかな休日は講習に研修に仕入れでゆっくりすることはない。お客さんとの世間話も自分には無理だと思った。美容室で美容師さんから話しかけられるのが苦手という人も多いが、しゃべりにくるのがメインのお客さんも多いのだ。

仕事をするなら、テレビの中身を作る人にしよう、と思ったのは五歳くらいのときだろうか。とにかく一日中テレビを見ていて、おもしろいことはすべてテレビの中にあり、おもしろいものを作る仕事はおもしろいだろうと考えた。画面に出る側を考えたことはなかった。

漫画も好きだったから、漫画家にもなりたかった。小学校から高校の前半までは漫画を描いていたが、どうにも絵が下手なので無理だろうと思った。少女漫画家はデビューが早く、今名作として読み継がれている漫画も作者が二十歳そこそこで描いていたと知って驚くが、十六、十七歳までにデビューできなければもうだめだと思い込んでいた。高校ではバンドもやりかけたし、映画も撮った。

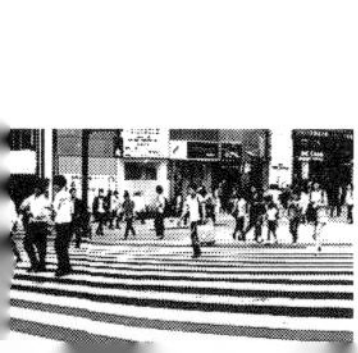

あれこれやってみて、小説だと決めたのは高校二年のときだった。

言葉のことがいちばん興味があるからという理由ももちろんあったが、小説だけが一人でできることだったからだ。軽音楽部でバンドを組んでバンド名だけ決めたが、自発的に誰かに連絡をすることができないので一度も練習することなくフェイドアウトした。映画も映画部に入って、すでに何本か映画を撮っていた同級生が撮影も編集もやってくれたが、映画は誰かの協力なしにはできないのがよくわかった。

作家になってから映画監督で当時東京造形大学の学長をしていた諏訪敦彦《のぶひろ》さんと対談したとき、映画を撮るときに最初にやることは友達に電話すること、と言っていて、その通りだと思った。出演してくれる人を探し、車を出してくれる人を探し、撮影できる場所を探して交渉する。バンドも映画も、誰かとの協力関係なしにはなにもできない。

私はともかく話し合いができず、会議や打ち合わせもつらい。漫画は連載となればアシスタントが必要なことが多いし、編集部や編集者との話し合いも小説よりは密であるのが一般的だ（純文学というジャンルは、そのあたり自主性に任せられることが多いです）。

◐

向いていないことはやらない、というのは人生の早い時期に習得した。自分が得意なことと苦手なことにものすごく差があったのは、大きな理由だろう。

運動は全般にまったく不得手で、人間関係も難しかった。教科書で勉強するのは好きで学級委員系の役職もよくやっていた。学級会の話し合いを皆がなぜいやがるのかわからず（私がいわゆる「空気が読めない」からだろう)、どの学年でも意見を言う係みたいになって生徒会もやったが、行事やイベントでみんなでいっしょになにかをするのはつらかった。

小学校の高学年からは算数も不得手なことがわかった。引き算ができなかった。中学で「数学」になるとまったくわからなくなり、高校では定期テストで「五点」を取ったことがある。もちろん百点満点で。

不得手なことは早々にあきらめる、最初からやらない、は、「一日にできることがとても少ない」自分の生活の防衛手段だったのだと思う。

小説家以外では、一つだけやりたい職業があった。万博記念公園にある国立民族学博物館(みんぱく)が好きで、そこの研究者になりたかった。

大学では美術史や人文地理学を勉強していて、学芸員の資格も取った。大学院への進学も考えた。しかし、考古学だったか博物館学だったかの授業に来た非常勤の先生が、遺跡の調査なんてバイトでも東大の大学院出てヨーロッパや中東で何年も研究調査してきましたって人がごろごろいますからね、そこで何年も耐えても職に就ける人はわずかですね、と言った。

その瞬間に「はい、消えた!」と、脳内で「なるほど!ザ・ワールド」の愛川欽也が回答者のテーブルを叩き、私の「なりたい」は終わった。

実は、作家の仕事をして何年も経ってから、当時の同級生が大学院に進学してアメリカに留学し、アメリカの日系移民の研究をして、みんぱくで研究職をしていることを知った。

もしかしたら私もがんばれたのかも。と、思っても遅すぎた。

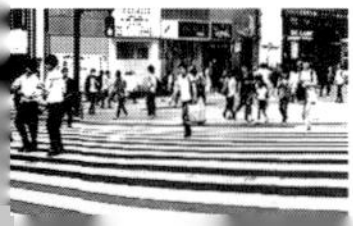

留学や競争率の高い仕事や、あるいはその人にとっての憧れるなにかについて、最初からあきらめている、自分には関係がないと思っている、思いつかない、という人は多いと思う。理系や東大の女子が少ない問題も「自分にできるはずがない」「女子には大変そう」という意識の刷り込みが大きい。

道はいくらでもあったのに選ばなかった、努力しなかった人が悪いという「自己責任」論はどこでも常に待ち構えていて、その人自身も、そうしなかったのは自分のせいだからと思ってしまう。

だけど、身近にその仕事や経験をしている人がいなければ具体的なイメージも方法もつかめないし、無理だろうと最初から思ってしまう。そもそもがそういう状況なのに、子供や若い人の気持ちや希望をくじくことは言わないでほしい。

と、だいぶ脱線したが、大学三年の終わりになって、私はまだ小説家になる目処が立っていなかったので、就職活動をしなければならないことに気づいた。会社勤めをすることは考えていなかったうえに、その前の年からいわゆる就職氷河期が本格化した。資料請求の葉書（！）を二百か三百か送って、わずかに辿り着けた面接も、一社は説明会での「皆さんの個性を見たいからスーツなんて着なくていいんですよ」という言葉を真に受けてシャツとタイトスカートで行ったら、当然他の人は全員スーツで、落ちた。服装だけが理由でもないけど。

三次面接まで進んだ会社は、グループ面接で違法のはずの家族の詳細な個人情報、思想信条に関する質問を繰り返したうえに、役員面接では役員の隣に電話機を膝に乗せた女子職員が座っていて、役員はその電話でどこかの会社のおっさんとゴルフの話を延々とし続けて十五分が終わったので、ここに入社したら膝に電話機を乗せておっさんのゴルフの自慢話を一日中聞かなあかんのやな、というか就職の面接でこんなことを堂々とやるってことはそれ以上の酷い扱いをされるんやな、と思って社長面接の連絡が来たが断った。

自営業の手伝いをしていたことが幸いし、「それは労基が来るやつちゃうん」と、他にも怪しげな企業を避けることができた。

◐

忖度《そんたく》と不条理を煮詰めた就職活動に比べれば、小説家になる方法はとてもシンプルだった。原稿を書いて、プリントアウトして、封筒に宛先を書き、郵便局に持って行くだけだった。郵便局の人も重さを量るだけで、交渉を伴うコミュニケーションは必要ない。学校の受験に関しても思うが、生育環境や経済状況の影響が大きいコミュニケーション力や人脈や人となりに左右されにくいシステムは確保されていてほしい。

「なる」方法も向いていたし、「続ける」ためにも「小説家」という「仕事」として書くことは、私にはとても向いていた。

締め切りがないと書けない。他に仕事をしながら書くのは難しい。

近年だとインターネット上で作品を発表して人気を博す人も多いが、インターネット上で作品を発表し続けるのは根気があってマメでなければできないし、リアルでは苦手だとしてもイ

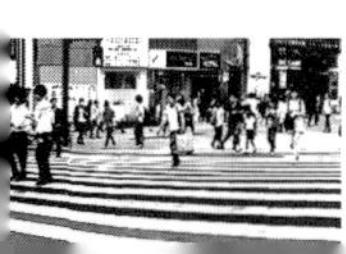

ンターネット上のコミュニケーション力が必要である。また、ＺＩＮＥ（個人や少人数で作った小規模な冊子）や自費出版などの形式も、私の能力ではとても無理である。一度だけ作家の友人たちから誘ってもらって同人誌を作り文学フリマにも参加し楽しくはあったが、過程のあちこちで精神的な疲労が大きく、これは私にはできないと思い知った。

本を出すには、装幀のデザインを決め、帯の文言や推薦文を決め、刊行されればインタビューを受けたりする。作家の中には、本の外側や売り方を考えたり試したりするのがとても好きで得意な人もいるが、私は非常に苦手で、毎回どうしたらいいか悩んでばかりである。そのうえ、実際に本を作る工程や流通や営業などまで含めると、私には絶対にできない。だから書いたものを出版社から出版してもらうことができるのは、たいへんにありがたいし、今のところ、私が自分の書いたものを世の中に届ける方法としていちばん合っている。

さらに、「作家」は、事務作業が苦手だったり締め切りに遅れたりしても大目に見てもらいやすい職業である。編集者さんは（私がお世話になって来た人は）、面倒見のよい、ケア力の高めな人が多くて、私ができないこともフォローしてくれる。フリーランスとして一人でなんでもやらなければならない大変さはあるけれど。

昔の「無頼」タイプの作家はこのごろではかなり少なくなったが、締め切りぎりぎりエピソードは、いろいろと聞いた。飛行機の搭乗口まで追いかけたとか印刷所の機械の横で書いたとか。私はそこまでぎりぎり（というのだろうか、こういう場合。ぎりぎりラインをだいぶ越えたところはなんて言えばいいのか）にはできない。焦ってなにも書けなくなるので、何段階かある締め切りの最初の日に間に合うことはないが、二番目あたりでなんとかしている。

この本は、雑誌掲載を経ない書き下ろしという私にはめったにない形式だが、編集者の白石さんの退職という「ほんものの締め切り」があるので、毎月原稿を書けている。今のところ。

近年は、「ぎりぎりエピソード」は武勇伝にならないし、出版社や印刷会社で働く人にしわ寄せがいかないようにというのもあって、締め切りは早めに相談するようにしている。

書けなくて原稿用紙を丸める作家の隣で編集者が待ち構えているというステレオタイプなイメージはなぜか根強いが（メールで送るし普通は家に編集者は来ません）、事務能力や人との交渉能力がたいへん優れた作家も当然ながら多くいる。

「無頼」系で飲み歩く人もいれば、毎朝決まった時間に起きて決まった枚数書いてランニングする人もいる。

SF作家のテッド・チャンのように非常に優秀なテクニカルライターとしての仕事をメインにしつつ、数年に一度短編を書いてそれがすべて傑作という人もいる。覆面作家や隠遁生活を送る作家、数十年ぶりに発表した作品が大評判になる天才タイプみたいな人もいる。一年に何冊も出版するベストセラー作家もいるし、カフカのように誰にも見せずに書き続けて死んだら原稿を燃やしてほしいと言った人もいれば、チェーホフのようにお金を稼ぐために短編を大量に書いた人もいる。

どの作家のやり方にも、優劣も正しいも間違いも良いも悪いもないと思う。その人なりのやり方があって、書かれた小説があるだけだ。という話を書こうと思ったのは、何の分野でも「こういうのこそが本物の○○だ」という言説はよくあって、励ましになったりなるほどーと思う程度だったらいいけれども、どちらかというと縛りとして、やろうとする人の壁になりが

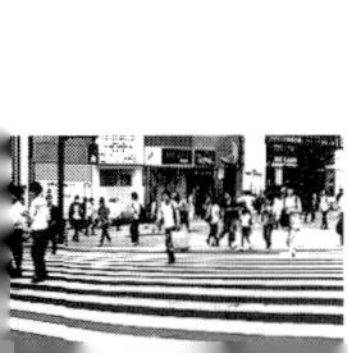

ちだから。

私は自分が、寡作の傑作タイプでもベストセラータイプでもないことは、早い段階で理解していた。小説家になって対談やインタビューが雑誌に載ると想像していたが、華々しく注目を浴びることはないと知っていた。だから、仕事として、定期的に雑誌に書いて、本にしてもらって、自分から離れて遠くに届くというやり方だからこそ、書き続けてこられたのだと思う。

今から振り返ってみれば、ああすればよかった、こうもできたんじゃないか、ということはいくらでもあるが、それでも、わからないなりに、うまいこと自分に合った仕事につけたのは運がよかったし、できないことから早々に離れるようにしていたのはよかったと思う。

早めにあきらめる、やらない傾向が強い自分がなぜ「小説」だけは疑うこともなく続けられたかを考えると、「この仕事をしよう」と思い込んだのが四歳か五歳のときだったのも大きいと思う。自分はいろんなことができない、どうせだめだろう、という経験が積もる前だった。

7／休みたい

ＡＤＨＤの診断を受けて、そろそろ二年半くらいになる。一年くらいはコンサータは週に五、六日飲んでいたが、最近は週の半分くらいになっている。仕事が忙しくて今週は絶対これを終わらせないとみたいなときは連日飲んでいたりもするのだが、仕事があってもまあ今日はいいかなというときもあるし、単に飲み忘れて昼を過ぎていることもよくある。コンサータを服用して、日中活動できるようになり、おおー、定型の人は一日にこんなにいろいろできるのかー、と感動はした。映画を観れるようになって、楽しい。カウンセリングを受けて工夫したり対処法もわかってきたりして、生活や仕事の状況も変わってきた。

でも、休みたい。

夕方、昼寝したい。

コンサータを飲んでいても脳が疲れるのは疲れるので、だいたい夕方に眠気みたいな感覚があるのだが、寝れない。ここで眠れたらいいのに、と思いつつ、目を閉じて横になっている。三十分ぐらいするとその眠気は消えるので、コンサータを飲んでなかったら一時間以上寝てそのあとなにもできなかったりしたのでやっぱり生活上は楽やな、とは思うのだけども、それが続くと休みたくなる。

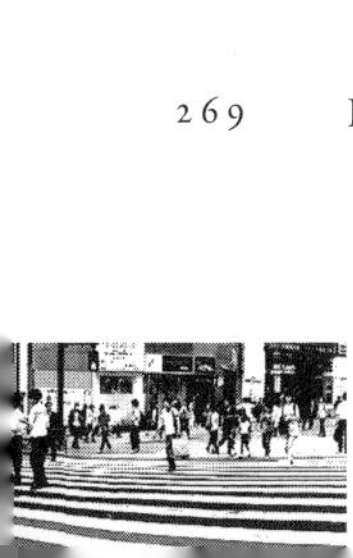

この本のために、自分の経験と感覚を言葉にして考えてきて、一段階わかるとまたその次の段階がわかる。ここにきてわかってきたのは、困っているのは一日にできることがすごく少ないことだと思っていたけども、それに加えて、一つのことをやってすぐに次のことをやるのがイヤ、かもしれない。

朝ごはんを食べる、出かける用意をする、出かける、あるいは身支度をする、仕事をする、のあいだになにもしない時間がほしい。それを次々こなすことは、特にコンサータを飲んでいればできるし、三日くらいならなんとかなるけども、一日に三つくらい用事があって、次々にそれをやっていると四日目ぐらいにしんどくて？　疲れて？　どう表現したらいいかわからないけどすごくつらい感じになりそこから二日くらいは家から出ずにじっとしている。次々予定をこなす状態が三日以上続くと、気持ち的にもつらいし、身の回りの生活が死んでいく。

これはたぶん、消化していないのに次の食事を食べ続ける感じ、と言うと伝わるかもしれない。

胃薬を飲んだからといって急に内臓の消化能力が上がるわけではないように、眠気で中断されなかったり脳内コーラス隊が多少励ましてくれたりして動きやすくなりはしたけど、一日にできることがかなり少ないことは変わらなくて、やることの量を調整しなければ負荷が大きくなっていく。

それに、今日もできなかったこと、あれもあれもまだやっていないけどどうしようということを、忘れているのではなく常に意識にあり続けるから、多数のアプリがバックグラウンドで動き続けていてバッテリーがどんどん減っていくみたいな状態になっているようだ。

そうして、一日に三つ予定があるというそれほど特殊な状況とも思えない活動ができなくて、二、三日部屋から出ずにじっとしている自分は仕事をあまりしていないと思っていたのだけれども、診断を受ける前くらいから銀行口座やクレジットカードを紐付けして自動的に記録する家計簿アプリを入れたところ、原稿料が振り込まれるたびに確認できて、けっこう仕事（数）をしていることが判明し、単に働きすぎなのではとも思うが、たぶん今は日本の人みんなが働きすぎで、ＡＤＨＤであってもなくても休んだほうがいいし、休みたい。

というか、やるつもりだったことがなにもできなかった日はたくさんあるけども、さあ、今日は休もうと思ってゆっくり休んだ日は、パンデミックのはじめの一時期を除けばこの十年のあいだは一日もない（だから自力では旅行に行けないし、一日どこかに出かけるときもそれ自体がイベントで仕事を前後に詰めることになる）。

やることがあるのにできなかった、やらなかった日と認識しているから気持ち的には休めていなくて、今通っている病院のカウンセリングでひと月に二日間休みを作ろうという課題にチャレンジ中である（が、仕事と用事がずれ込んでしまいまだ達成できずにいる。ただ、いちおう休みの日を設定していたためにそこで仕事をリカバリーできた）。

発達障害についての認識が進むのはいいけれど、誰に対しても「薬を飲んだら働けるはず」「飲んだら働けるのに飲まないのは自己責任」みたいな世の中になったらやだなあ、という不安は、今の社会の傾向ではけっこうリアルだ。

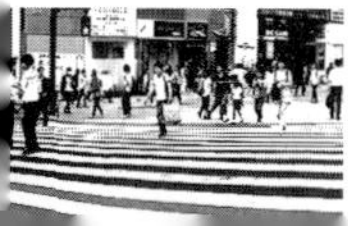

私は基本的にあんまり働きたくなくて、じっとしてるのが好きで、昼寝したいのに、まああ働きすぎなのはなんでだろうと思う。

休めるようになりたい。

突然自分だけが別の世界に移動してしまった感覚になることがよくあった、と「プロローグ」に書いた。

何度も移動しているから元いた世界からは遠く離れていて、もう戻ることはない。そんな感じがうっすらとずっとあった。たぶん、今もそうだ。

肝心なことを自分だけが聞いてなくて周りの状況をつかめないという具体的な状況があったのもあるが、喘息だったことも大きく影響していると思う。

息がしにくいというのは一秒一秒が苦しく長く、なんとか生き延びなければならないと強烈に感じさせるものだし、他の人と自分はなにか違うようだと常に意識させられもした。

発作で夜中に起きている暗闇の時間は私にとってとても現実的なもので、昼間の明るく賑やかな世界を幻のように見せた。学校の教室や運動場で、こちらの世界のほうが変なのではないかと突然現実感が薄れることがたびたびあった。家族との関係も不安定であったし、今日一日を疑うことなく安心して過ごしてはいなかったと、今振り返って思う。

◐

何歳くらいだったが、まだ小学校に行く前だったと思うが、映像は一秒間に二十四コマの絵

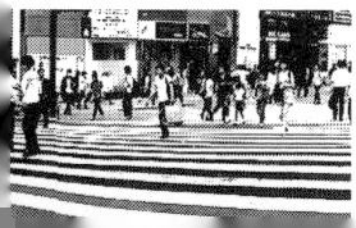

が速く動いているのだと知った。ほとんど一日中テレビを見て過ごしていた私は、テレビの中にはその絵のロール（サランラップみたいな形状を想像した）が何本も入っていて、チャンネルを変えると別のロールに変わる、夜中にそれを取り替えていると思った。テレビが私にとっての外の世界のほとんどを占めていた。

一九八九年。中学三年の一月、突然テレビが一斉に普段の放送をやめたときがあった。ＣＭもなく、特別番組とクラシック音楽が流れ続けた。それはそれまで私が知っていた世界とは違うものだった。一人の人間だと言ってた人が逝去して、しかしその死はあまりに他の人とは扱いが違った。このあいだまで、今はこんな世の中ですよ、と言われていたことと全然違う、と愕然とした。

ある日突然、ルールが変わりました、と言われるかもしれない、と考えるようになった。私が地面だと思って歩いていたところは、薄いガラスが何層も重なった上で、いつ割れるかわからない。そんなイメージが消えなくなった。

昼間の明るい世界は、ますます幻みたいな、すごく奇妙なものに見えた。奇妙だけど、目を見張るような体験でもあった。そこにあること、そこで起こることはなにもかもすごく鮮やかだった。

そうやって日々を生きていて、なんか変でおもしろい、なんやろうこれは、と思っていたことを小説に書いたら、「何気ない日常」「なにも起こらない日常」とよく言われた。何気ないことも、なにも起こらないことも、私にとっては「日常」とはちょっと違う層にあるものなので、そうではないいんやけどな、と思っていた。

ずっとそう言われるので、日常というものをどう考えているのか一度書いてみようと思って、『わたしがいなかった街で』（新潮社）という小説で少し書いた。戦争のドキュメンタリーをなぜか見続けてしまう人の話だ。

日常という言葉に当てはまるものがどこかにあったとして、それは穏やかとか退屈とか昨日と同じとか同じような生活とかいうところにあるものではなくて、破壊された街の瓦礫の中で道端で倒れたまま放置された死体を横目に歩いていったあの親子、ナパーム弾が降ってくる下で見上げる飛行機、ジャングルで負傷兵を運ぶ担架を持った兵士が足を滑らせて崩れ落ちる瞬間、そういうものを目撃したときに、その向こうに一瞬だけ見えそうになる世界なんじゃないかと思う。

しかし、それは、当たり前のことがなくなったときにその大切さに気づくというような箴言《しんげん》とはまた別のことだ。いつも、自分がなんで他の人ではなくこの体に入っていて、今ここにいるのかと、不思議に思うというよりは、どこかでなにか間違えている気がしてしまうことのほうに関係があるのかもしれない。自分がここに存在していること自体が、夢みたいなものなんじゃないかと、感じること。

十年くらい前にチェルフィッチュの舞台を観た。英語字幕がついている回だった。セリフの中に「日常」という言葉があって、字幕には「day to day」と書かれていた。あ、それなら近

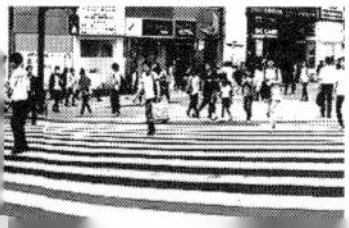

いかも。

日常には、日々の生活、一日一日のことという意味があるだけなのに（と私は理解しているのに）、「日常」には、なにも起こらないとか、何気ないとか、なにも起こらないからこそかけがえがないとか、穏やかとか退屈とか、イメージがくっついてくることが多い。

人間はたいていのことにすぐ慣れるので、これまでと同じ日常生活を維持しようとする力はときには人間のほうを置き去りにもする。

二〇二二年、上原沙也加さんの写真集『眠る木』（赤々舎）に文章を寄せた。上原さんの写真も、もしかしたら一見「何気ない日常」とされてしまうかもしれない。なんの説明もないその写真には、沖縄にしかない風景が、沖縄であることの歴史と時間が確かに写っている。私はこんなことを書いた。

「日常」がなにもしないで与えられる穏やかなもののように感じたことがない。「日常」がなにを指して使われているのか、つかめないと言ったほうが近いかもしれない。

私にとっては「日常」は、不安定さと結びついていて、次の瞬間にはどうなるかわからないもののように思える。

「日常」とは、すさまじいものだ。

どんな状況にあっても、そこにいる人はその一日を生きる。生活は続く。

戦争が起きていても、外からやってきた支配者たちに理不尽を強いられても、人が生まれたり死んだり、昨日とはまったく違う生活をしなければならなくなったりしても、人はそこで一日を生きる。「日常」はすぐに戻ってくる。すぐに人をそこへ戻す。「日常」というものが（ときには人を置き去りにしても）続こうとする強靱さを、人の素晴らしさだと思うと同時に、恐ろしいとも思う。それは同じことかもしれない。今は驚嘆の響きを持つ「すごい」が、元は「恐ろしい」という意味だったように。

　そこで起きたことは、そこで続いていることは、すさまじく、したたかに、見慣れたと思い込んでいるそこに、わずかなヒビから入り込む根のように、古びて傷んでも建ち続ける家屋のように、影響している。

「なにも起こらない日常」と言うとき、それはたいていなにかに対する言葉になっている。事件が起こらない。ドラマティックなことが起こらない。大げさでわざとらしいことが起こらない。非日常ではない。

　あるいは、「日常の中にもドラマがある」という言い方もある。それではやはり「ドラマ」が基準になってしまう。

　私にとってはただそこにあるものが日常で、なにかがないのが日常ではない。なにかがあるかないかによって分けていないから、そういうふうに対置されることがわからないと思ってしまうのかもしれない。

　何色かの話なのに、丸いか四角いかで分けられてしまうような。もっといえば、色も形も手触りもそのすべてなのに、形や色で分けられてしまうような感じ。

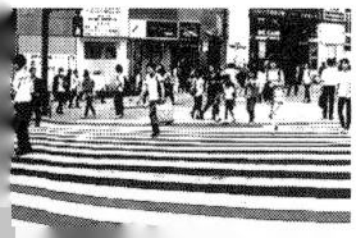

なにも起こらなくて何気ないのが日常というのは、明日も同じような一日だろうと前提が共有されているからなのかな、と思ったりする。

私はたぶんその感覚がとても薄い。

ＡＤＨＤの特性に、「今、ここ」に注力する、というのがあるらしい。

一日一日が新しい経験でおもしろい（というのは、めんどくさいとかいやだとかつらいとかも含めて）感じのほうがいいというか、そういうふうに生活しているというか。

ＡＤＨＤ特性は「今、ここ」感が強く、ＡＳＤ特性は「同じ状態が続く」感が強いらしい。両方を持ち合わせてＡＤＨＤのほうが強くて、ワーキングメモリ多めの私は、「今、ここ」でありつつ、すでに起きたこともこれから起きることのことも同時にとらえ続けている状態になっているのかもしれない。

いや、ＡＤＨＤ特性の「今」とＡＳＤ特性の「ある状態が続く」は、相反することでも矛盾することでもないのかもしれない。

おそらく、その「今、ここ」に対置される「先のこと」は、世間一般によく言われるような「このあと晩ごはんを食べるから今これを食べないほうがいい」というようなことだと思う。計画を立てるとか、あれのためにこれをどうするか、そんなふうに順序づけられている、すでに起きたことと今とこれから起きること。

自己啓発系の本に頻出する「マシュマロ実験」というのがある。目の前のマシュマロを一定時間食べずに我慢したらもう一つもらえるという「課題」をクリアできた子供は将来成功する確率が高いというもので、その後この実験は再現性がなくて個人の能力より環境が大きいと言われているのに、いまだによく使われるこの説のような「今」と「将来」。先の報酬のために今の衝動を抑えられるのが賢いとされる順序の時間。

私にとって、過去も未来も「今、ここ」で起こっているという感覚は、そのような「先」のために存在する「今」ではなく、現在も過去も未来も等価である「今」であり、複数の時間が体内に脳内に併走していて、常に重なり合う時間を生きている感じなのだと思う。

『わたしがいなかった街で』について、精神科医の斎藤環さんが『小説トリッパー』二〇一三年夏号の評論「「死者」たちはどこで語るのか」（〝災間〟の文学について・後編）の中で、「有用かも知れない補助線」として「発達障害」をキーワードとして次のように書いている。

「これはあくまで〝比喩〟である。作者や主人公にそういう「診断」を下す意図はまったくないので、この点は了解されたい」としつつ、主人公・砂羽《さわ》の言動が周囲とずれてしまう、コミュニケーションに問題を抱えていて、「こうした〝構造〟を持つ主体は、状況や文脈を読む力が弱い。それゆえ、日常や世間において自明とされている前提や作法が理解できない」。それゆえに「拡散する主体」として、砂羽が作中で触れるカート・ヴォネガット『スローターハウス5』のトラルファマドール星人のような「あらゆる場所においてこれまで起きたこと、これから起こることのすべてを一望できる存在だ」と書いている。

そしてその「拡散する主体」であるがゆえに、小説であるからこそ可能な複数の語り手や視点を重ねる書き方によって、「「死者たちの声」の器として機能」しているとも書かれている。

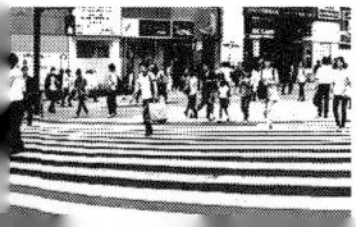

この批評を数年ぶりに読み返して、私の時間や世界に対するとらえ方が、「日常とはなにか」や「今」を小説として書くことと深く結びついているのだと、あらためて理解できる。そして斎藤さんがこの批評の中で取り上げている、私が「いちばんのテーマ」として発言した「場所にしても時間にしても、人間は二箇所に同時にいることはできない」が、「あらゆることは今起こる」とたぶんすごく関係している（「人間は二箇所に同時にいることはできない」は、人文地理学を学んで以来、ずっと考え続けていることだ）。

これはそのまま、二二七頁でも引用した文章とも通じる。

あらゆることは人間にとって、まさしく、まさしくいま起こるのだ、と考えた。数十世紀の時間があろうと、事件が起こるのは現在だけである。空に、陸に、海に、無数の人間の時間があふれているけれども、現実に起こることはいっさい、このわたしの身に起こるのだ……。

もしかしたら、私の「日常」に対する理解は少数派なのかもしれないし（私だけではない、とは言える。少数派だからといって「特異」ではない、とも言える）、「何気ない日常」や「なにも起こらない日常」と普段の生活に対して持っている感覚を否定したいわけではないし、ただ自分が奇妙で幻のようでなにかよくわからなくて凝視してしまう日々目の前にあることを書いていくのだし、このような時間感覚で生きている私に書けるものがあるし、それを書くことで見えるものがある、と確信しているから書き続けられる。

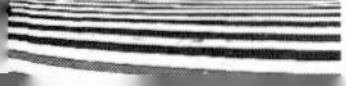

発達障害の診断を受けたことを弟に話したとき、「そうなんや。あんた、ずっと大変そうやったもんな」と言われた。そうか、と思った。私の普段の生活のいちばん身近に長いあいだいた弟からそう見えてたんやな、と思って、安堵なのか感慨なのかわからないがうまく言い表せない感じが自分の中に広がったのを思い出す。

この本を書いてみて思ったのは、発達障害はなぜ「できない」ばかりが要素にあげられるんだろう、ということだった。特性が現代の、かなり狭い範囲の「現代」の仕事や社会の仕組みに合っていないとされるから「困っている」ことが増えるのだと思う。けれども、「違い」は「できる／できない」、もしくは「優／劣」とされがちだ。

ＡＤＨＤのことを語る私自身が、「困っていること」を「できない」「できてない」としていくつも書いている。確かにこの「できない」「できてない」の積み重なりが私のここまでの人生で困った経験になってきたし、こんなに「できない」「できてない」と思ってしまうのは、私自身の過度な期待感というか、できなければならないという刷り込みの表れなんだろうとよくわかるようになった。

ADHDの特性だから「できる」こともあるし、「できる／できない」に分けてしまうことがそもそも妙なことなのかもしれない。

どっちかではないし、困るときもあるし困らないときもあるし、一つのことが困るとも思うし、そうでもないとも思っている。「できない」のがすごくつらい自分と、そんなにできないと思わなくてもいいんちゃうんという自分がいて、保留したままの複雑さは、私が小説でずっと書こうとしている「わかりやすくしてしまうとわからなくなってしまうもの」であって、二十五年小説を書き続けてきても伝えるのが難しいことで、でも伝わることも確実にあるはず、とも思っている。

この本に書いたのは私の特性のある部分で、ADHDや発達障害と呼ばれる特性や症状の全体からすれば断片の断片になる。それに、語られる特性は、言語化したい人の言語化できるところに限られる。言語化すればこぼれ落ちるものがある。

地図のたとえを書いたけれど（二二三頁）、実際に山を歩くとなると、それはもう複雑で豊穣な世界に足を踏み入れることだ。葉っぱ一枚でも、この葉脈どうなってるん？　とあまりの複雑で精緻な成り立ちにめまいがしてしまうほどで、それが無限といっていいほどに、眼の前の世界にはある。

言葉で語れることはほんのわずかな、さらにその欠片《かけら》にすぎない。欠片にすぎないことを書いて、どうにか全体を想像しようとするけれど、全然追いつか

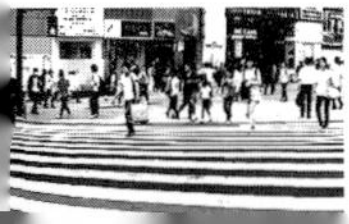

ない。

もともと持っている特性だけでなく、同じ山でも雪が積もっていれば難易度が上がるように、積もってきた経験によってその山の歩き方はずいぶんと変わる。

特性（山の地形）は似ていても、その特性が外の世界と接したことで生じた経験がネガティブなものばかりだったら、雪が積もったうえに踏み固められてアイスバーン状態でめっちゃ危険になるかもしれないし、別の経験をすれば春の穏やかな季節だったら周囲の風景や動植物に出会いながらの道になることだってあるかもしれない。

＊

私は、日常生活の細々したことができないことや、ものをたくさん買ってしまうことや、コミュニケーションがうまくできないことを、たぶんかなり恥じていて、隠さなければならないような気がしていて、その意識がよりいっそう道行きを困難にしているのだとも思う。

自分の経験を書くつもりで、しかしやはり特に対人関係に関するネガティブなことは相手のあることだから書けないというのもあるけれど、つらいから書けないこともあるし、書かなければならないわけでもなく、マイナスのところを強調すれば伝わるわけでもない、みたいなところを今も逡巡している。

困っていることや、なんでこうなってるんやろ、ということについて解像度を上げていくことは、有用ではあるが、解像度を上げていってじゃあ何が残るか、それがより自分のつらさになることもある。あれこれ書いてみて、結局のところ、ＡＤＨＤに由来する困りごとよりも、コミュニケーションで抱えている困りごとのほうが大問題じゃない？　それは発達障害よりも経験やもっと別の要素によるものじゃない？　と考えだしてしまって、さらに悩みが深くなったところもある。自分ができてないことだから（ここでもまた「できてない」だ）、できる（と私からは思える）人を見てそう思ってしまうのかもしれない。

　解像度を上げるのは、何にどのように困っているかわかると対処の仕方も変わってくるかもしれないためであって、一つの答えに原因を求めることではないのだろう。この本を書いて考えたことを通じて私は、これまでの自分の言動や「できなかったこと」を私として引き受けていくけれど、そのことと「理由探し」はまた違うことなのだと思う。

　結果には必ず原因がある、と先日いつものように観ていたアメリカの刑事ドラマで犯人の父親が言っていて、アメリカ的やなあとしみじみ思った。結果も原因も考えてみることなしにやみくもに「自己責任」や「意志」の問題にするよりはましだと思うけれど、結果と原因を一セットにした因果関係ですべてを組み立ててしまうのもどこかで行き詰まる気がする。

　自己責任、て、本来の意味からどんどん外れて、ほんま奇妙な言葉だけども。「発達障害」という症状が知られて、診断を経ることによって支援が受けられ

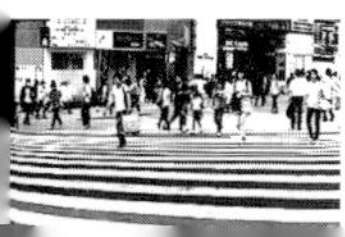

たり対処の仕方を考えられたりすることはとても重要で、助かる人はすごく多い。ただ「発達障害」ということが、他者に対して振り分けるような言葉や壁になってはいけないと思うし、「その人がどのように困っているか」「どのようにすれば困りごとが少しでも楽になるか」が大事にされる社会であってほしいと思う。

最近知り合ったＡＤＨＤ要素の強い人がいる。先日会食で会った際、一週間ほどハードな仕事が続いて前日はほぼ徹夜で翌日も朝からイベントがあるから今日はそんなにお酒が飲めない、と言う。私がその状態なら夜に出かけるの自体が絶対無理なので、体力があるタイプのＡＤＨＤの人なんだなあ、と思って、なんだかこれは漢方の分け方に似てると気づいた。「虚証」で「水滞」の人は……、という感じの。とこの本の編集担当の白石正明さんに話したら、漢方は原因を治すのではなくて症状に対応していくものだから、と聞いて、確かにその考え方は応用可能なのかもしれないと思った。

人間は複雑だし、その複雑な人間がさらに関係しあったところに生じる困ったことが、そんなに単純にわかるようなことではないから、あれやこれやと人は考え続けている。

こないだはこうしてみたけど、次はこうしてみよか、ぐらいの感じで日々生きていけたらなあ、と思う。私も、私じゃない人も。

＊

私は「この私」を通じてしか世界を経験できない。この前提を、私たちは忘れがちなんじゃないかと思う。

「この私」は身体でもあり、身体の感覚でもある。それらを総動員して経験してきたこと、偶然に左右されたできごとの集成としての「この私」から、完全に離れて「客観的に」はなれない。

この本が出る少し前に同じシリーズ「ケアをひらく」から刊行された中村佑子さんの『私が誰かわからない』を読んで、中村さんとトークイベントをする機会があった。

ヤングケアラーと今では呼ばれる経験を通じて、ゆらいで可塑的な自己をめぐる旅のような言葉には、その中に私がいると思えるほどに近いところと、受け入れがたく感じてしまう部分が、両方あった。「この私」を通じて経験した世界と、私ではない誰かの経験した世界とが乱反射して、ときには、まったく別の考えの人以上に、拒絶反応が起こることもあるのだと思った。近いけど違う経験だからこそそのハレーション、ハウリングも起こる。だけど、その乱反射を越えて分かちあえる言葉もあるのではないかと、『私が誰かわからない』にはその思いが込められていると思ったし、私もそれを探したいと思う。

「この私」としてしか世界を経験できないからこそ、この私ではない誰かの経験した世界を知りたいと思うこと。

小説にしてもこの本にしても、根本にあるのはその感覚だ。

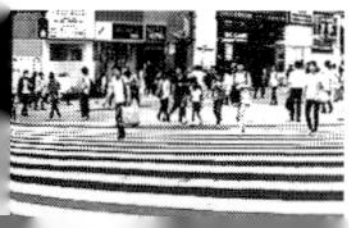

自分で書いたものを読んでいても、この本は読みやすくまとまってはいないし、何の話やねん、とあちこち行くけれども、そのまとまらなさが、読んだ誰かのなにかの始まりになれば幸いです。

＊

発達障害の診断を受けたあと、この経験を通じて何か書きたいとは思ったものの、ADHDの困りごとはある程度誰にでもあることの延長が多いこともあって、「怠けてる」「やる気がない」と思われがちで、ちょっと自虐を交えた失敗談的になったり、私の職業柄「障害を乗り越えて夢をかなえた」的に受け取られてしまうかもしれないのでどういうふうに書けばいいか考えていた。自分自身の感覚と経験しか語れないからADHDそのものの解説や対処法でもないし、と考えていたときに横道誠さんの、これも同じシリーズの『みんな水の中』を読んだ。

その中にASD者の自伝、当事者研究のたぐいは多くあるが（特に女性が多い）、「いささか驚くべきことにADHD者の自伝のたぐいは、マンガの形態では散見されるものの、伝統的な様式のものが国内の刊行物には見当たらなかった。ADHDはASDのような特異な世界像を構築しないから、自伝などで扱うには弱いということだろうか」と書いてある。

『みんな水の中』はASDだけでなく「ADHD者の体験世界を内側から記している」ことも「意義のひとつ」とあり、それなら私が／私も書いてみようと思った。

　シリーズ「ケアをひらく」は、中井久夫さんの『こんなとき私はどうしてきたか』を読んで感銘を受けて以来、とても興味深く読んできたので、このシリーズなら自分が書こうとしていることが形にできるのでは、そして、枠にはめずに読んでもらえるのではと考えた。白石さんの退職までそれほど時間がなく、それまでに刊行するには、ということで、書けることをとにかく書いて送って、それを構成してもらうという形になった。

　書けることから書いていって、ときどきは書きかけたままになり、今、原稿のフォルダを見てみると、あー、これもこれも書こうと思ってたのに書き切れへんままやったな、というのがいくつもあり、余談に脱線して本題を忘れてたというのは普段しゃべってるときと同じだなと、自分でちょっと笑ってしまう。

　発達障害についても他のことも、いろんな人の経験や知見が積み重なっていって見えることが変わったり増えたりしていくものなので、続きを書く材料が残っているということかなと思う。

*

　そういうあちこちに話が飛んだり行ったり来たりする私の原稿をまとめていただき、あれこれと思考が広がる会話を続けてつきあってくださった白石さんにはほんとうに感謝しています。そのおかげで無事にこの本が形になりました。

　カバーの写真は、原美樹子さんの作品です。

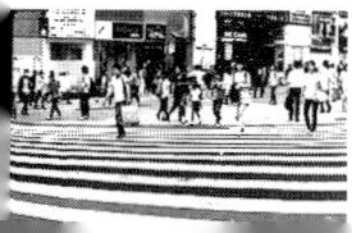

白石さんから原さんの写真はどうでしょうと提案があって、実はその数か月前、本書でも幾度か触れた「写真の町東川賞」の国内作家賞を原さんが受賞し、夏に東川町での授賞式と写真展で私は原さんにお会いしていた。

原さんの写真はそれまでは印刷物でしか見たことがなかったのだけど、会場でプリントを見るとそこに写し出された一瞬のあまりの存在感に圧倒された。ここに表れているのは、誰も見ていなかったかもしれないけれどこの世界に確実に存在した時間だ、と思った。さらには原さんが私の短篇集『百年と一日』（筑摩書房）を読まれていたとうかがっていたこともあり、白石さんから原さんの写真をと言われたとき、これ以上この本にぴったりな写真はないと確信できた。原さんに再びお会いしてプリントをたくさん拝見し（僥倖でした！）、決まったこの写真はまさに「あらゆることは今起こる」瞬間に思える。原美樹子さんにあらためて感謝をお伝えしたいです。

各章の扉と奇数頁の左下は、私が撮ったデジタルカメラのパノラマ機能を使った写真。学生時代から写真を撮り始めてフィルムを現像したり焼き付けたりする中の「時差」に引きつけられてきたところ、デジタルカメラはモニターで結果が先に見えてしまう時間感覚の逆転に慣れなかったのだが、細かくスライスした画像を合成するパノラマ機能はなにか別の体験で一時期たくさん撮っていた。デジタルカメラを水平に動かして撮るので、画面の右から左までにわずかな時差があり、その中で同じ場所でそれぞれ別のことを考えてそこにいる人たちが写っているのは、この本で書いたような時間や世界に対する私の感覚を表していると思う。左下の写真はパノラマ写真をパラパラ漫画風に少しずつ左にずらしていって動画のように見える仕掛けになっています。デザインをしてくださった松田行正さんと倉橋弘さんにもお礼を申し上げます。

　作家の仕事をしてそろそろ二十五年になるけれど、どの本も関わってくれた人がいるから存在しているんだと実感しています。私が生きる日々に関わった人、本ができるまでに関わった人、すべての人に支えられています。ありがとうございます。

二〇二四年四月
柴崎友香

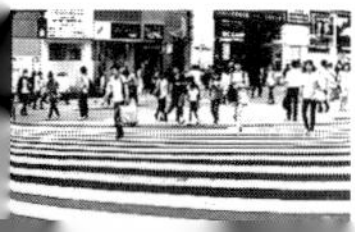

柴崎友香（しばさき・ともか）

小説家。1973年大阪生まれ。2000年『きょうのできごと』でデビュー（行定勲監督により映画化）。『その街の今は』で芸術選奨文部科学大臣新人賞、『寝ても覚めても』で野間文芸新人賞（濱口竜介監督により映画化）、2014年に『春の庭』で芥川賞を受賞。2024年に『続きと始まり』で芸術選奨文部科学大臣賞受賞。

他の小説作品に『待ち遠しい』『パノララ』『わたしがいなかった街で』『ビリジアン』『虹色と幸運』『百年と一日』など、エッセイに『よう知らんけど日記』『大阪』（岸政彦との共著）など多数。

人文地理学専攻で、場所の記憶や建築、写真などに興味がある。

シリーズ ケアをひらく

あらゆることは今起こる

発行　2024年5月15日　第1版第 1 刷©
2024年8月15日　第1版第 3 刷

著者　柴崎友香

発行者　株式会社　医学書院
代表取締役　金原 俊
〒113-8719　東京都文京区本郷 1-28-23
電話 03-3817-5600（社内案内）

印刷・製本　アイワード

ISBN978-4-260-05694-6

◎本書のテキストデータを提供します。
視覚障害、読字障害、上肢障害などの理由で本書をお読みになれない方には、電子データを提供いたします。
・200円切手
・左のテキストデータ引換券(コピー不可)
　を同封のうえ、メールアドレスを明記して下記までお申し込みください。
［宛先］
〒113-8719 東京都文京区本郷 1-28-23
医学書院看護出版部 テキストデータ係

テキストデータ引換券
あらゆることは今起こる

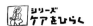

本シリーズでは、「科学性」「専門性」「主体性」といったことばだけでは語りきれない地点から《ケア》の世界を探ります。

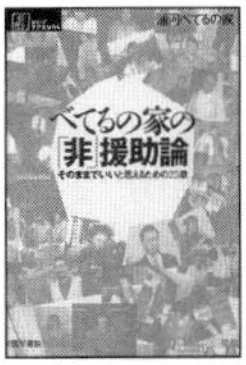

べてるの家の「非」援助論：そのままでいいと思えるための25章●浦河べてるの家●2000円●それで順調！———「幻覚＆妄想大会」「偏見・差別歓迎集会」という珍妙なイベント。「諦めが肝心」「安心してサボれる会社づくり」という脱力系キャッチフレーズ群。それでいて年商1億円、年間見学者2000人。医療福祉領域を超えて圧倒的な注目を浴びる〈べてるの家〉の、右肩下がりの援助論！

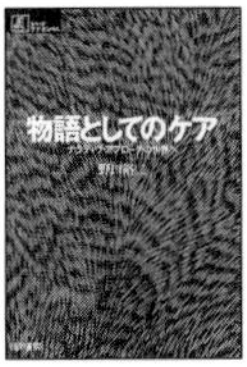

物語としてのケア：ナラティヴ・アプローチの世界へ●野口裕二●2200円●「ナラティヴ」の時代へ———「語り」「物語」を意味するナラティヴ。人文科学領域で衝撃を与えつづけているこの言葉は、ついに臨床の風景さえ一変させた。「精神論 vs. 技術論」「主観主義 vs. 客観主義」「ケア vs. キュア」という二項対立の呪縛を超えて、臨床の物語論的転回はどこまで行くのか。

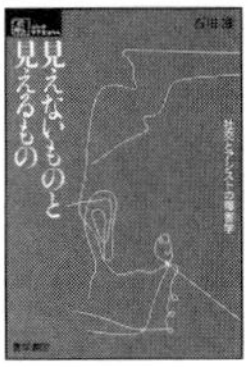

見えないものと見えるもの：社交とアシストの障害学●石川准●2000円●だから障害学はおもしろい———自由と配慮がなければ生きられない。社交とアシストがなければつながらない。社会学者にしてプログラマ、全知にして全盲、強気にして気弱、感情的な合理主義者……〝いつも二つある〟著者が冷静と情熱のあいだで書き下ろした、つながるための障害学。

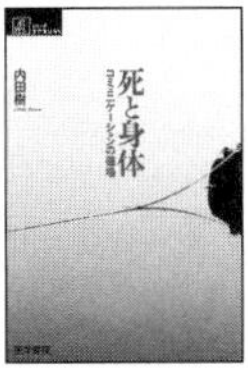

死と身体：コミュニケーションの磁場●内田 樹●2000円●人間は、死んだ者とも語り合うことができる———〈ことば〉の通じない世界にある「死」と「身体」こそが、人をコミュニケーションへと駆り立てる。なんという腑に落ちる逆説！「誰もが感じていて、誰も言わなかったことを、誰にでもわかるように語る」著者の、教科書には絶対に出ていないコミュニケーション論。読んだ後、猫にもあいさつしたくなります。

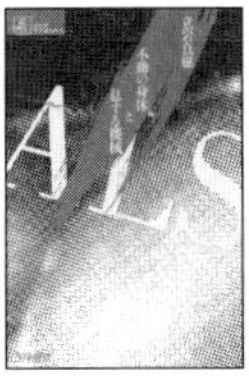

ALS 不動の身体と息する機械●立岩真也●2800円●それでも生きたほうがよい、となぜ言えるのか———ALS当事者の語りを渉猟し、「生きろと言えない生命倫理」の浅薄さを徹底的に暴き出す。人工呼吸器と人がいれば生きることができると言う本。「質のわるい生」に代わるべきは「質のよい生」であって「美しい死」ではない、という当たり前のことに気づく本。

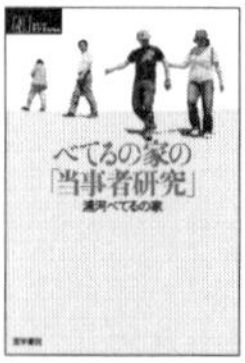

べてるの家の「当事者研究」●浦河べてるの家●2000円●研究？ ワクワクするなあ———べてるの家で「研究」がはじまった。心の中を見つめたり、反省したり……なんてやつじゃない。どうにもならない自分を、他人事のように考えてみる。仲間と一緒に笑いながら眺めてみる。やればやるほど元気になってくる、不思議な研究。合い言葉は「自分自身で、共に」。そして「無反省でいこう！」

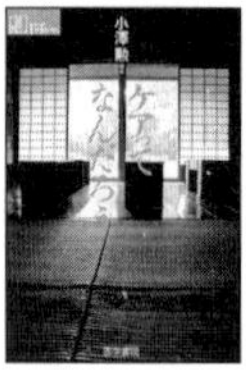

ケアってなんだろう●小澤勲編著●2000円●「技術としてのやさしさ」を探る七人との対話———「ケアの境界」にいる専門家、作家、若手研究者らが、精神科医・小澤勲氏に「ケアってなんだ？」と迫り聴く。「ほんのいっときでも憩える椅子を差し出す」のがケアだと言い切れる人の《強さとやさしさ》はどこから来るのか———。感情労働が知的労働に変換されるスリリングな一瞬！

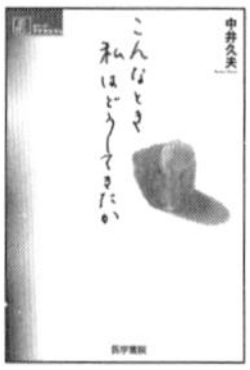

こんなとき私はどうしてきたか●中井久夫●2000円●「希望を失わない」とはどういうことか———はじめて患者さんと出会ったとき、暴力をふるわれそうになったとき、退院が近づいてきたとき、私はどんな言葉をかけ、どう振る舞ってきたか。当代きっての臨床家であり達意の文章家として知られる著者渾身の一冊。ここまで具体的で美しいアドバイスが、かつてあっただろうか。

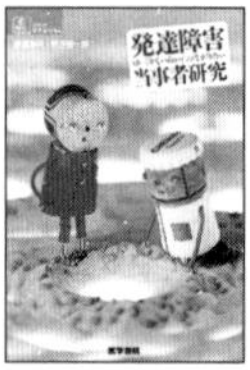

発達障害当事者研究：ゆっくりていねいにつながりたい●綾屋紗月＋熊谷晋一郎●2000円●あふれる刺激、ほどける私———なぜ空腹がわからないのか、なぜ看板が話しかけてくるのか。外部からは「感覚過敏」「こだわりが強い」としか見えない発達障害の世界を、アスペルガー症候群当事者が、脳性まひの共著者と探る。「過剰」の苦しみは身体に来ることを発見した画期的研究！

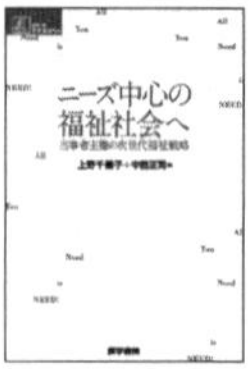

ニーズ中心の福祉社会へ：当事者主権の次世代福祉戦略●上野千鶴子＋中西正司編●2200円●社会改革のためのデザイン！ ビジョン!! アクション!!!———「こうあってほしい」という構想力をもったとき、人はニーズを知り、当事者になる。「当事者ニーズ」をキーワードに、研究者とアクティビストたちが「ニーズ中心の福祉社会」への具体的シナリオを提示する。

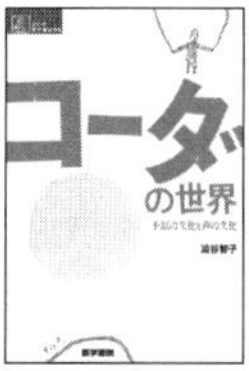

コーダの世界：手話の文化と声の文化●澁谷智子● 2000円●生まれながらのバイリンガル？―――コーダとは聞こえない親をもつ聞こえる子どもたち。「ろう文化」と「聴文化」のハイブリッドである彼らの日常は驚きに満ちている。親が振り向いてから泣く赤ちゃん？ じっと見つめすぎて誤解される若い女性？ 手話が「言語」であり「文化」であると心から納得できる刮目のコミュニケーション論。

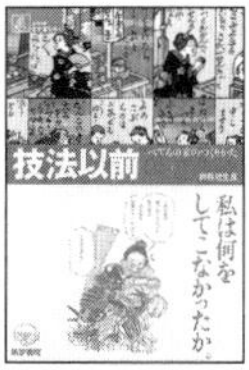

技法以前：べてるの家のつくりかた●向谷地生良● 2000円●私は何をしてこなかったか―――「幻覚&妄想大会」をはじめとする掟破りのイベントはどんな思考回路から生まれたのか？ べてるの家のような〝場〟をつくるには、専門家はどう振る舞えばよいのか？ 「当事者の時代」に専門家にできることを明らかにした、かつてない実践的「非」援助論。べてるの家スタッフ用「虎の巻」、大公開！

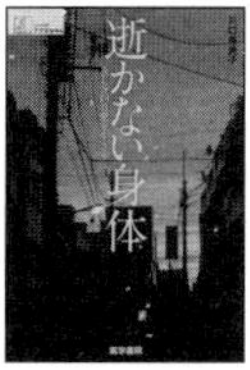

逝かない身体：ALS 的日常を生きる●川口有美子● 2000円●即物的に、植物的に――言葉と動きを封じられたALS 患者の意思は、身体から探るしかない。ロックトイン・シンドロームを経て亡くなった著者の母を支えたのは、「同情より人工呼吸器」「傾聴より身体の微調整」という究極の身体ケアだった。重力に抗して生き続けた母の「植物的な生」を身体ごと肯定した圧倒的記録。

第 41 回大宅壮一ノンフィクション賞受賞作

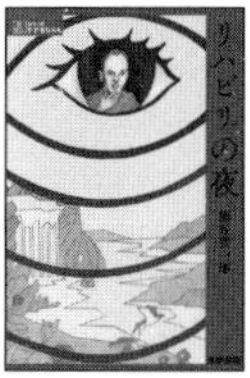

リハビリの夜●熊谷晋一郎● 2000円●痛いのは困る――現役の小児科医にして脳性まひ当事者である著者は、《他者》や《モノ》との身体接触をたよりに、「官能的」にみずからの運動をつくりあげてきた。少年期のリハビリキャンプにおける過酷で耽美な体験、初めて電動車いすに乗ったときの時間と空間が立ち上がるめくるめく感覚などを、全身全霊で語り尽くした驚愕の書。

第 9 回新潮ドキュメント賞受賞作

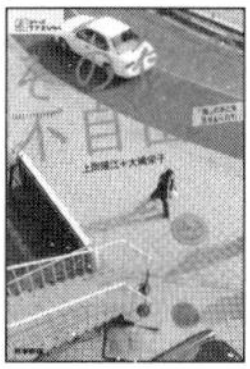

その後の不自由●上岡陽江＋大嶋栄子● 2000円●〝ちょっと寂しい〟がちょうどいい――トラウマティックな事件があった後も、専門家がやって来て去っていった後も、当事者たちの生は続く。しかし彼らはなぜ「日常」そのものにつまずいてしまうのか。なぜ援助者を振り回してしまうのか。そんな「不思議な人たち」の生態を、薬物依存の当事者が身を削って書き記した当事者研究の最前線！

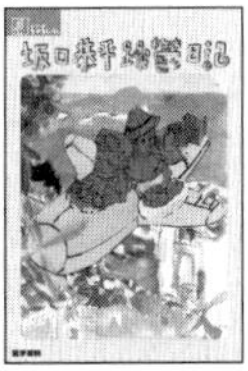

坂口恭平躁鬱日記●坂口恭平●1800円●僕は治ることを諦めて、「坂口恭平」を操縦することにした。家族とともに。——マスコミを席巻するきらびやかな才能の奔出は、「躁」のなせる業でもある。「鬱」期には強固な自殺願望に苛まれ外出もおぼつかない。この病に悩まされてきた著者は、あるとき「治療から操縦へ」という方針に転換した。その成果やいかに！　涙と笑いと感動の当事者研究。

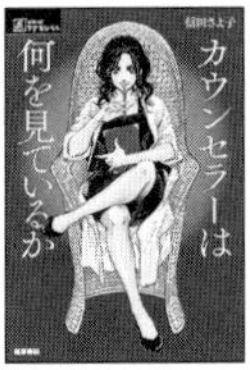

カウンセラーは何を見ているか●信田さよ子●2000円●傾聴？ ふっ。——「聞く力」はもちろん大切。しかしプロなら、あたかも素人のように好奇心を全開にして、相手を見る。そうでなければ〈強制〉と〈自己選択〉を両立させることはできない。若き日の精神科病院体験を経て、開業カウンセラーの第一人者になった著者が、「見て、聞いて、引き受けて、踏み込む」ノウハウを一挙公開！

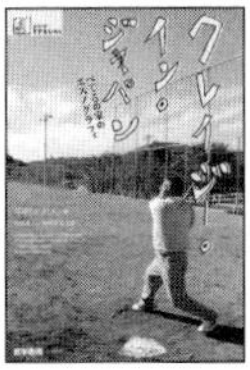

クレイジー・イン・ジャパン：べてるの家のエスノグラフィ●中村かれん●2200円●日本の端の、世界の真ん中。——インドネシアで生まれ、オーストラリアで育ち、イェール大学で教える医療人類学者が、べてるの家に辿り着いた。7か月以上にも及ぶ住み込み。10年近くにわたって断続的に行われたフィールドワーク。べてるの「感動」と「変貌」を、かつてない文脈で発見した傑作エスノグラフィ。付録DVD「Bethel」は必見の名作！

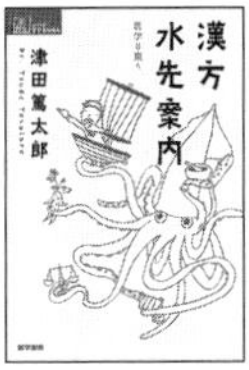

漢方水先案内：医学の東へ●津田篤太郎●2000円●漢方ならなんとかなるんじゃないか?—— 原因がはっきりせず成果もあがらない「ベタなぎ漂流」に追い込まれたらどうするか。病気に対抗する生体のパターンは決まっているならば、「生体をアシスト」という方法があるじゃないか！　万策尽きた最先端の臨床医がたどり着いたのは、キュアとケアの合流地点だった。それが漢方。

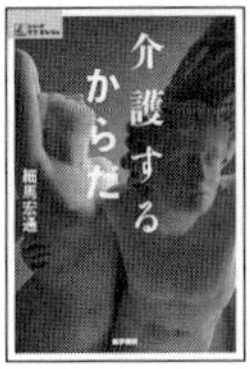

介護するからだ●細馬宏通●2000円●あの人はなぜ「できる」のか?—— 目利きで知られる人間行動学者が、ベテランワーカーの神対応をビデオで分析してみると……、そこには言語以前に〝かしこい身体〟があった！　ケアの現場が、ありえないほど複雑な相互作用の場であることが分かる「驚き」と「発見」の書。マニュアルがなぜ現場で役に立たないのか、そしてどうすればうまく行くのかがよーく分かります。

第 16 回小林秀雄賞
受賞作
紀伊國屋じんぶん大賞
2018 受賞作

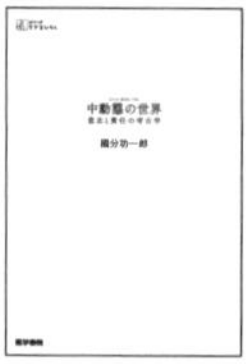

中動態の世界：意志と責任の考古学●國分功一郎●2000円●「する」と「される」の外側へ――強制はないが自発的でもなく、自発的ではないが同意している。こうした事態はなぜ言葉にしにくいのか？ なぜそれが「曖昧」にしか感じられないのか？ 語る言葉がないからか？ それ以前に、私たちの思考を条件付けている「文法」の問題なのか？ ケア論にかつてないパースペクティヴを切り開く画期的論考！

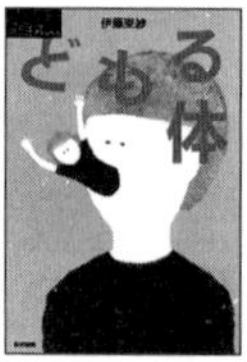

どもる体●伊藤亜紗●2000円●しゃべれるほうが、変。――話そうとすると最初の言葉を繰り返してしまう(＝連発という名のバグ)。それを避けようとすると言葉自体が出なくなる(＝難発という名のフリーズ)。吃音とは、言葉が肉体に拒否されている状態だ。しかし、なぜ歌っているときにはどもらないのか？ 徹底した観察とインタビューで吃音という「謎」に迫った、誰も見たことのない身体論！

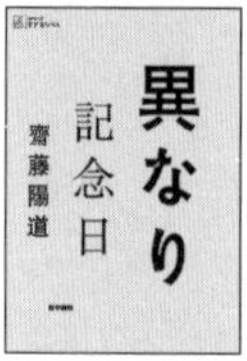

異なり記念日●齋藤陽道●2000円●手と目で「看る」とはどういうことか――「聞こえる家族」に生まれたろう者の僕と、「ろう家族」に生まれたろう者の妻。ふたりの間に、聞こえる子どもがやってきた。身体と文化を異にする3人は、言葉の前にまなざしを交わし、慰めの前に手触りを送る。見る、聞く、話す、触れることの〈歓び〉とともに。ケアが発生する現場からの感動的な実況報告。

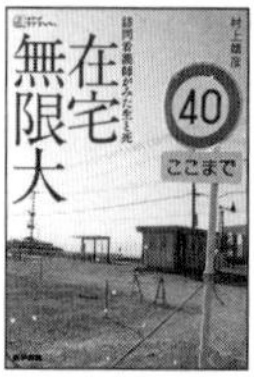

在宅無限大：訪問看護師がみた生と死●村上靖彦●2000円●「普通に死ぬ」を再発明する――病院によって大きく変えられた「死」は、いま再びその姿を変えている。先端医療が組み込まれた「家」という未曾有の環境のなかで、訪問看護師たちが地道に「再発明」したものなのだ。著者は並外れた知的肺活量で、訪問看護師の語りを生け捕りにし、看護が本来持っているポテンシャルを言語化する。

第 19 回大佛次郎論壇賞
受賞作
紀伊國屋じんぶん大賞
2020 受賞作

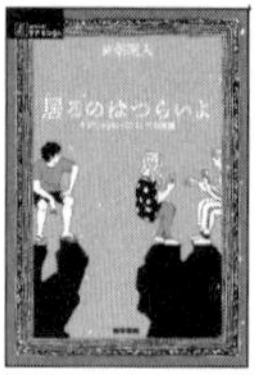

居るのはつらいよ：ケアとセラピーについての覚書●東畑開人●2000円●「ただ居るだけ」vs.「それでいいのか」――京大出の心理学ハカセは悪戦苦闘の職探しの末、沖縄の精神科デイケア施設に職を得た。しかし勇躍飛び込んだそこは、あらゆる価値が反転する「ふしぎの国」だった。ケアとセラピーの価値について究極まで考え抜かれた、涙あり笑いあり出血(！)ありの大感動スペクタル学術書！

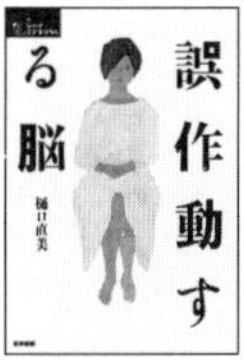

誤作動する脳●樋口直美● 2000 円●「時間という一本のロープにたくさんの写真がぶら下がっている。それをたぐり寄せて思い出をつかもうとしても、私にはそのロープがない」──ケアの拠り所となるのは、体験した世界を正確に表現したこうした言葉ではないだろうか。「レビー小体型認知症」と診断された女性が、幻視、幻臭、幻聴など五感の変調を抱えながら達成した圧倒的な当事者研究!

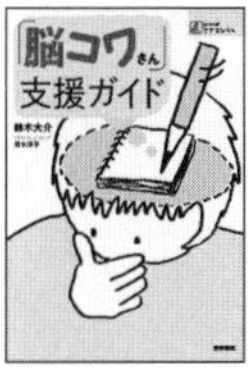

「脳コワさん」支援ガイド●鈴木大介●2000 円●脳がコワれたら、「困りごと」はみな同じ。──会話がうまくできない、雑踏が歩けない、突然キレる、すぐに疲れる……。病名や受傷経緯は違っていても結局みんな「脳の情報処理」で苦しんでいる。だから脳を「楽」にすることが日常を取り戻す第一歩だ。疾患を超えた「困りごと」に着目する当事者学が花開く、読んで納得の超実践的ガイド!

第 9 回日本医学ジャーナリスト協会賞受賞作

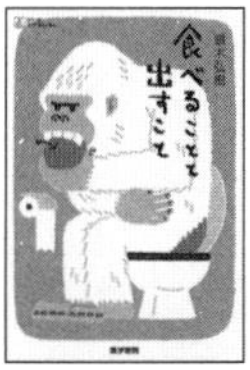

食べることと出すこと●頭木弘樹● 2000 円●食べて出せれば OK だ!(けど、それが難しい……。)──潰瘍性大腸炎という難病に襲われた著者は、食事と排泄という「当たり前」が当たり前でなくなった。IVH でも癒やせない顎や舌の飢餓感とは? 便の海に茫然と立っているときに、看護師から雑巾を手渡されたときの気分は? 切実さの狭間に漂う不思議なユーモアが、何が「ケア」なのかを教えてくれる。

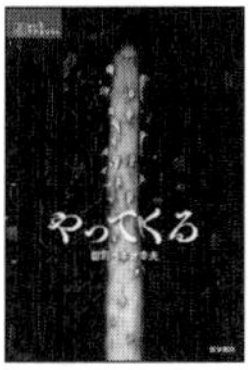

やってくる●郡司ペギオ幸夫● 2000 円●「日常」というアメイジング!──私たちの「現実」は、外部からやってくるものによってギリギリ実現されている。だから日々の生活は、何かを為すためのスタート地点ではない。それこそが奇跡的な達成であり、体を張って実現すべきものなんだ! ケアという「小さき行為」の奥底に眠る過激な思想を、素手で取り出してみせる圧倒的な知性。

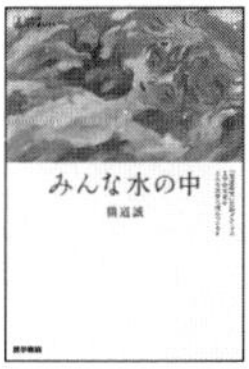

みんな水の中●横道 誠● 2000 円●脳の多様性とはこのことか!──ASD(自閉スペクトラム症)と ADHD(注意欠如・多動症)と診断された大学教員は、彼を取り囲む世界の不思議を語りはじめた。何もかもがゆらめき、ぼんやりとしか聞こえない水の中で、〈地獄行きのタイムマシン〉に乗せられる。そんな彼を救ってくれたのは文学と芸術、そして仲間だった。赤裸々、かつちょっと乗り切れないユーモアの日々。

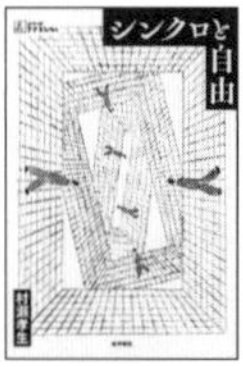

シンクロと自由●村瀬孝生●2000円●介護現場から「自由」を更新する――「こんな老人ホームなら入りたい！」と熱い反響を呼んだNHK番組「よりあいの森 老いに沿う」。その施設長が綴る、自由と不自由の織りなす不思議な物語。しなやかなエピソードに浸っているだけなのに、気づくと温かい涙が流れている。万策尽きて途方に暮れているのに、希望が勝手にやってくる。

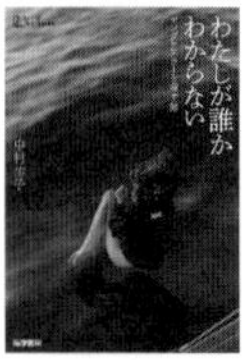

わたしが誰かわからない：ヤングケアラーを探す旅●中村佑子●2000円●ケア的主体をめぐる冒険的セルフドキュメント！――ヤングケアラーとは、世界をどのように感受している人なのか。取材はいつの間にか、自らの記憶をたぐり寄せる旅に変わっていた。「あらかじめ固まることを禁じられ、自他の境界を横断してしまう人」として、著者はふたたび祈るように書きはじめた。

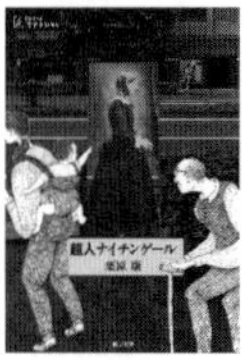

超人ナイチンゲール●栗原 康●2000円●誰も知らなかったナイチンゲールに、あなたは出会うだろう――鬼才文人アナキストが、かつてないナイチンゲール伝を語り出した。それは聖女でもなく合理主義者でもなく、「近代的個人」の設定をやすやすと超える人だった。「永遠の今」を生きる人だった。救うものが救われて、救われたものが救っていく。そう、看護は魂にふれる革命なのだ。

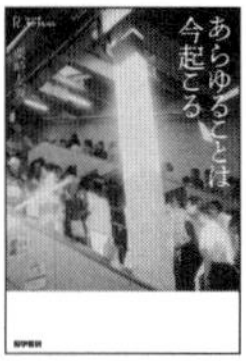

あらゆることは今起こる●柴崎友香●2000円●私の体の中には複数の時間が流れている――ADHDと診断された小説家は、薬を飲むと「36年ぶりに目が覚めた」。自分の内側でいったい何が起こっているのか。「ある場所の過去と今。誰かの記憶と経験。出来事をめぐる複数からの視点。それは私の小説そのもの」と語る著者の日常生活やいかに。SFじゃない並行世界報告！

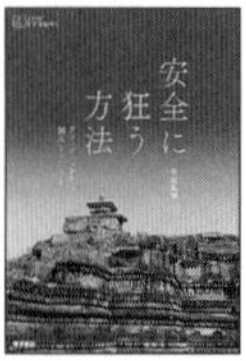

安全に狂う方法●赤坂真理●2000円●「人を殺すか自殺するしかないと思った」――そんな私に、女性セラピストはこう言った。「あなたには、安全に狂う必要が、あります」。そう、自分を殺しそうになってまで救いたい自分がいたのだ！ そんな自分をレスキューする方法があったのだ、アディクションという《固着》から抜け出す方法が！ 愛と思考とアディクションをめぐる感動の旅路。